# 希花医絮

【老郎中的临床心得与治验】

U0364580

曾介绥 著

曾赛岚 协编

暨南大学出版社

JINAN UNIVERSITY PRESS

中国·广州

图书在版编目（CIP）数据

希范医笺：老郎中的临床心得与治验/曾介绥著. —广州：暨南大学出版社，2020.12

ISBN 978 - 7 - 5668 - 3020 - 3

Ⅰ.①希… Ⅱ.①曾… Ⅲ.①中医临床—经验—中国—现代 Ⅳ.①R249.7

中国版本图书馆 CIP 数据核字（2020）第 217121 号

**希范医笺：老郎中的临床心得与治验**
XI FAN YIJIAN：LAO LANGZHONG DE LINCHUANG XINDE YU ZHIYAN
著　者：曾介绥

∙∙∙∙∙∙∙∙∙∙∙∙∙∙∙∙∙∙∙∙∙∙∙∙∙∙∙∙∙∙∙∙∙∙∙∙∙∙∙∙∙∙∙∙∙∙∙∙∙∙∙∙∙∙∙∙∙∙∙∙∙∙∙∙∙∙∙∙∙∙∙∙∙∙∙∙∙∙∙∙∙∙

出 版 人：张晋升
责任编辑：古碧卡　姚晓莉
责任校对：黄　球　陈皓琳
责任印制：汤慧君　周一丹

出版发行：暨南大学出版社（510630）
电　　话：总编室（8620）85221601
　　　　　营销部（8620）85225284　85228291　85228292　85226712
传　　真：（8620）85221583（办公室）　85223774（营销部）
网　　址：http://www.jnupress.com
排　　版：广州尚文数码科技有限公司
印　　刷：广州市穗彩印务有限公司
开　　本：787mm×1092mm　1/16
印　　张：12.25
字　　数：136 千
版　　次：2020 年 12 月第 1 版
印　　次：2020 年 12 月第 1 次
定　　价：48.00 元

# |自|序|

"做好医，必先做好人。""落雨、下雪、半夜、远近，有人喊你去诊，你去吗？亲戚朋友、有缘无缘、厌你害你的人喊你去诊，你去吗？""无论如何，随叫随到。"我的祖父——远近闻名的名老中医曾晓初的告诫常在我耳边回响。

曾家是杏林世家。十三岁那年，祖父家传衣钵于我，学业之余，背诵《医学三字经》《六经定法》《神农本草》《伤寒论》《金匮要略》《黄帝内经》《温热经纬》《成方便读》《医宗金鉴》《濒湖脉学》等。放学后及假期随祖父在新化县人民医院跟诊，耳听目视，慢慢沉浸在中医的理法方药中。十八岁那年即1968年10月插队于新化县潮水公社羊撞大队，担任赤脚医生，开始了一脚在田里，一脚在田坎，保卫大队及周边社员的救护之旅，使所学得到加深，针灸、推拿、按摩、清治、中药深得患者认可。1979年10月，国家选拔中医师，我被湖南省卫生厅选录，分配到新化县中医院成为一名中医内科医师。至此，一步一个脚印，一路走来，获得了许多荣誉称号，退休后仍坚守中医事业。行医五十余年，接诊病人数十万余人次，印象最深刻的是患者的一句话——"等我们死后，你再死"，朴素的语言体现着医者的伟大和责任的重大。

中医学以阴阳五行学说为方法论，以证候为研究对象，形成了以藏象、经络、病因病机为核心，包括诊法、治则、方剂、药物理论在内的独特完整的理论体系。中医认为人是一个有机整体，四肢百骸都相互联系、相互影响，并且与自然界也是密不可分的。中医辨证论治所形成的诊治疾病的基本治则，是中医最突出的特色。

习近平总书记2016年在江西考察江中药谷制造基地时说过："中医药是中华民族的瑰宝，一定要保护好、发掘好、发展好、传承好。"值此垂暮之年，愿将平生临床心得与治验记录于书，望抛砖引玉，发扬中医，振兴中医。范仲淹一生身体力行，堪称"不为良相，便为良医"的典范，祖上希冀子孙后代践行范仲淹的精神风范，故本书取名"希范医笺"。

因本人水平及经验有限，书中难免存在错漏和不足之处，恳请专家及同行批评指正。

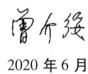

2020 年 6 月

# 目 录
CONTENTS

# 绪　言

中医是在中国古代和谐文化的背景下诞生的，把"扶正祛邪""调和阴阳"作为保持健康和治疗疾病的主要原则，不以对抗和杀死作为征服疾病的手段。对病毒性疾病、慢性炎症、功能紊乱、内分泌失调等可以起到良好的治疗作用。中医强调不治已病治未病，这不单纯是"未病先防"的预防思想，而是通过望、闻、问、切直接感受和考察人体动态生命信息，用辨证论治指导临床治疗，不必等待疾病形成，不必等待检测的阳性结果，即可进行阻挡性治疗，这对于老年性疾病、退行性疾病、亚健康状态有积极的预防和调正作用。临证时，患者诉说中指麻木或一侧肢体无力，或视物有黑圈时，为中风先兆，即可用益气活血的方法，进行阻挡性治疗，可防止中风的发生。

中医的病因学说叫作"三因"，把疾病的发生与气候的变化、环境的改变、情绪的波动、饮食起居的失调、性生活的紊乱密切联系起来，把所有疾病归纳为三类：外感风、寒、暑、湿、燥、火，内伤喜、怒、忧、思、悲、恐、惊以及房室、金刃、虫兽、饥饱、呼号等"不内外因"，这是宏观的分类方法，与西医的微观分类截然不同。西医的病因学说是要找到每一个病人的致病源和患病位置，以便准确治疗。但是，人体的生命活动是一个复杂体系，是不可能凭借解剖、统计、化验等这些现有的科学手段完全解释得清楚的。中医病因学说虽大而广之、笼而统之，但具有很高的实用价值，能够有效地指导临床，至今能立于不败之地，蕴含着东方的哲学智慧。中医不是一种单纯的生物医学，而是一种生物的、社会的、心理的医学模式，这就是中医的本质特征。

中医治病历来看重的是方剂，而不是单味中药，这在外行看来，似乎没有什么区别，但其实这两者有着本质的不同。方剂固然是由药物组成的，但是根据个人经验，使用一味或几味中草药治病取得疗效，只是经验医学的水平；选择几味或十几味中草药，按照严谨的构方原则组成方剂来治病，就上升到了科学的方法。好的方剂组合，讲究药物之间的君臣佐使，七情和合，刚柔相济，开阖进退。即使是同样的几味药，仅仅因为用量不同，所适应的证就可能完全不同，药物之间的协调、配合、激励、牵制、减毒所起的种种化学反应，我们目前仍然无法弄清楚其现代机理，还只能用传统的语言去解释。《伤寒论》中的桂枝汤、桂枝加桂汤、桂枝加芍药汤就是典型的实例。古人的"因证制方"体现出"方证结合"的思维模式，能使人体的输出信息与输入信息对接，达到标准化、规范化，从而得到人体疾病信息处理的最佳效果。历代名方是中医学最精华、最核心的部分，每一首方剂的问世都凝聚着创方者的心血和经验，十分珍贵。现代学中医的人，绝大部分都不记诵古方，不屑于使用原方，认为守古方是抱残守缺，自己拟方才是发展创新，有些搞中医药科研开发的人，把重点放在单味中药上，总想从中发现或提取某些有效物质，从而取代西药，挤入国际市场。这种研究思路，不仅让人担心废医存药的问题，再这样下去，恐怕连中药都在现代社会"无地自容"了。《伤寒论》白虎汤中的石膏退高热是众所周知的，但研究了几十年，依然分析不出石膏中的哪种物质具有退热的作用，更分析不出白虎汤中的四味药经过煎煮后，产生了什么新的具有退热作用的化学物质。总之，中医内服药的优势不在单味中药，而在由中药组成的方剂。检验中医内服药优势的标准，主要在临床疗效，不在实验室里有限的手段可能取得的检测结果。

每个中医临床医生，都想在自己的手中创造最好的疗效，而临床的疗效，取决于辨证论治与遣方用药水平的高低，临床治疗必须紧扣这两点。

什么是辨证论治？我认为就是中医靠望、闻、问、切收集人体内发出的各种疾病信息，然后加以归纳分析，上升到证，证是从众多表象中抽象出来的高级思维层次，是为了判断疾病的性质是属阴还是属阳，属表还是属里，属寒还是属热，属虚还是属实，辨别清楚了以后就是论治，辨证论治就是中医处理人体疾病信息的方法。

病人来了，首先通过望诊实现望面色、望形态、望神情、望舌，如果患者有湿热、阴虚阳亢、气血紊乱、阴气不足、精神焦虑等情况，就能凭望诊收集到几分信息。闻诊主要是闻病人的体味或认真听取病人的主诉，要边听边分析，从病人的主诉中，了解病史，抓到病人的主证。确定主证后，问诊时，要围绕表里、寒热、虚实几个要素有目的地问，要问得简切，边问边归纳，问得好，证就可能基本确定了。然后切脉，加以最后确诊。脉诊很玄，梦觉道人言："心中了了，指下难明。"坦率地讲，我大致相信脉，但不完全相信脉，因为中医是复杂科学，符合海森堡的"测不准"原理，因此强调四诊合参，要综合分析。认证无差，是善于归纳的结果。脉诊所了解的信息，只能定性，而不能定位、定量，即可以大致了解疾病的表里、寒热、虚实，而无法准确地判断何脏腑发生了何种病变。一摸脉就断病如神，比 CT 还准，那不是中医，我怀疑那是骗子。当然，一个精于望诊、脉诊的有经验的中医，不待病人开口，大多也能说准几分，这不足为奇。诚实的医生，是把患者的主诉听完，把全部情况综合以后，才加以判断，解说给病人听。对于 24 种脉象，在一般情况下，临床所看到的大约只有十来种。当疾病处在进行期、急性期、发热期，脉的波动大些，紧促、滑、洪等脉可见。慢性病哪怕是重病，在相对静止期，脉的变化也不大。情绪紧张时，脉出现波动；情绪平和时，重病也可出现平脉。脉有活看法、对看法、反看法，病进脉退，病退脉进等，这要求我们灵活对待脉诊。

"证之有假，辨于脉；脉之有假，辨于舌；舌之有假，辨于咽。"这是祖父告诉我的。因为靠四诊收集患者的疾病信息时，往往收集到的信息不准确，是假象。例如患者由于文化水平低，得病时间长，主诉表达不清，因而证之有假，需要切脉来辨别。切脉固然可以排除客观因素干扰，但如果患者主诉不清，脉是看不到形象的东西的，没有客观指标衡定，只能主观去体会，这就难免脉之有假，这时可以通过舌诊来鉴别。舌诊既客观又直观，可以看到形象、色泽，应该是准确无疑的，但也有假象，例如长期吸烟的人，舌苔总是黄腻的。饭前饭后，舌苔有厚薄的不同，有些癌症患者就是到了晚期也没有明显异常，因为舌之有假，这时可以通过望咽喉来进一步鉴别。咽喉为至阴之地，对于阴虚、阳虚、实火、虚火、真寒假热、真热假寒等证的鉴别，确有重要参考价值，例如咽喉红肿为有实火，红而干瘦为阴虚，不红不肿为阳虚，咽喉剧痛而不红肿，为真寒假热，咽喉红肿疼痛却全身表现为寒证，则为真热假寒等，但有时也有可能出现假象。中医四诊是既可靠又非绝对可靠、既可凭又非绝对可凭的。医生的高明，在于四诊合参，利用综合思维排除疾病证候中的假象，确定疾病的本质，而决不拘泥于一诊所得、一孔之见，关键是要建立把一切都看成是"活的"的观念。另外辨证时要注重气候季节变动，甚至时辰因素对身体的影响，忽略了这一点，要吃大亏，懂得这一点，对于很多病可以处变不惊，胸有成竹。

春天天气潮湿，气温逐渐上升，气候变化无常，肝病患者、有结石的病人、腰腿疼痛的病人往往症状加重，祛湿为第一要务。

夏天天气湿热，体质弱的人往往疲乏无力、胃纳不佳、口渴、小便黄短，甚至低热。这是湿热内蕴，阻碍脾胃，耗气伤阴所致，轻则六一散，重则清暑益气汤。

秋天天气干燥，很多人流鼻血，有的年轻人大把掉头发，焦虑万分，我总是笑曰：鸟都要脱毛，这是自然现象。

有些疾病，每到节气交替时复发或加重，如风湿病、哮喘病，有的疾病，每到固定时辰发作，如五更泻，所有这些要么属于自然或生理现象，要么属于亚健康状态，要么属于疾病的某种特殊规律。气候节气的变动经常在大病顽疾、慢性病的治疗过程中施以影响，医生思维受到束缚，但只要掌握了中医"天人相应"的观点，就可以从容自如地处理。

在遣方用药方面，我始终认为方剂，尤其是经方是医生要掌握的核心部分。掌握用方的技巧，是中医的临床诀窍。对应于每一个疾病，有通方、对方、组方、验方几种，作为一名临床医生心里要有底。

通方：即通用之方，很多疾病都可以用一个方子通治，再根据病情特点适当加减，例如脘腹痛证，用四逆散为通方，临证时热重加左金丸，寒热平调用戊己丸，痛而呕逆用半夏泻心汤，痛而便秘加调胃承气汤。清代傅青主号称"妇科圣手"，其所创制的治疗妇科疾病的几十首方剂，大部分是从逍遥散、四物汤两方中加减变化而来。其遣方用药水平已至炉火纯青。

对方：即药性相对立的两个方剂，有些病在辨证方面，明显地呈现成对的倾向，如非寒即热、非虚即实、非表即里、非阴即阳等，如果辨证似乎明确而又用之不效，说明被假象所迷惑，在二诊时要考虑到治其对立面或进一步考虑到可能有第三方面，或寒热错杂，或虚实夹杂，或表里同病。

组方：即要有三首以上的一组方剂，才能把握住疾病的所有方面，用简单的思维方法达不到治愈的目的。作为一名临床医生，不论自己有没有治疗过，对这个病都必须事先全面了解，只有了解了可能出现的情况，明白了可能出现的归转，才能指挥若定。

例如，咳嗽是临床常见的疾病，有时很难治愈，倘若用通方止咳散不效后，就要深入思考，外感风寒可用杏苏散，风重而咽痒用金沸草散，外感风热可用桑菊饮、桑杏汤加蝉蜕、僵蚕，外寒内饮用小青龙汤，痰咳用二陈汤合三子养亲汤，兼虚用金水六君煎，兼热用清气化痰丸，兼虚寒改用阳和汤，劳嗽用月华丸或百合固金汤。这个组方就牵涉到五个证型十首方剂。

验方：平时收集一些单方、验方、食疗方，可以补充辨证论治的不足。患者吃药总有一些心理负担，配合一些单方、验方或食疗方，患者是比较乐意的。例如鼓胀的病人，腹胀严重，用茶油和锅底灰（柴火锅）外涂腹部可消减腹胀程度。又如干咳用人参、生姜、蜂蜜泡水饮用，糖尿病用芡实一两、莲肉一两、石榴皮一两、墨枣五个、瘦肉二两煮食，腰痛用刀豆壳蒸猪腰子，冠心病用三七、白参研末开水冲服，有效又好吃，患者是会配合的。

既然走上了中医这条路，就要认定目标，坚持临床，对中医、对前人、对自己要有信心。中医几千年来治病卓有疗效，是世界文化遗产。中医的整体论是处理复杂科学的最好方法。中医得到世界人民的重视，因此学习中医的人，对中医要有信心，热爱它，下苦功夫将其视为终身的追求。对前人要有信心，他们积累了大量的临床经验，留下了大量的医案医话、医学著述，要好好地继承，把前人的间接经验化作自己的直接经验，用别人的成熟经验取代自己的不成熟经验。对自己要有信心，学中医主要靠自学，靠自己，老师只能引路，成才靠自己，把命运掌握在自己手中，注意积累经验，发挥自己的主观能动性，要熟读《黄帝内经》《伤寒论》《金匮要略》《温病条辨》，这几本书解决了中医临床方法论的问题，体现了活的辨证论治思想，表达的是一个体系，不是一方一法。更何况《伤寒论》《金匮要略》《温病条辨》提供了400 余首经临床检验的、内在联系紧密的、疗效卓著的系列方，只有烂熟于胸，在临床实践中体会印证，才能提升自己的临床水平。另外要背读《医宗金鉴》《张氏医通》《临证指南医案》这三本书，这三本书为清初三大国手所著，其临床水平之高，有口皆碑。祖父曾言"执一书而可治天下病"，可见这三本书的重要性。《医宗金鉴》是清代名医吴谦于乾隆年间奉旨率 40 余位御医所编，这部具有皇家气派的大著作，完全不讲深奥的理论，内、外、妇、儿、骨伤、针灸各科，紧扣临床核心部分，每个病一二首方，以歌诀的形式写成，通俗易懂。《张氏医通》为名医张石顽所著，这本书的特点是对每一个病的源流及历代治法都有介绍，辨证非常详细精确，治疗方法丰富详尽，作为临床参考，价值很高。《临证指南医案》虽然是叶天士个人的医案记录，但他学贯古今，摄纳百家，其治病经验之丰是无人能及的。此外，人民卫生出版社出版的"专科专病名医临证经验丛书"，中国中医药出版社出版的《古今名医临证金鉴》，上海科学技术出版社出版的《实用中医内科学》等堪称当代名医临床经验之大成。读好、用好以上这几本书，恐怕要花一辈子的工夫，但遇到疑难病，确实能够从中借鉴古今名医经验，找到解决方法。

例如冷江市三尖乡玉源村李姓患者，面部肌肉僵硬，无冷热感，手指青紫，西医诊断为硬皮病，前后多方求医，大小医院求诊，病情无缓解，并且有进行性加重。前来求治时，症见面部表情淡漠，面色黑紫，眼睑僵硬，口唇活动僵硬，扪其面肤有如桌板无弹性而冷，十指青紫，但活动尚可，饮食正常，脉沉迟、舌质淡紫、苔薄白。余思与《医林改错》中提到的灯笼病有相似之处，药用通脉四逆汤合血府逐瘀汤加减化裁，治疗年余，面部皮肤红润，肌肉松软，手指变红。

　　有关现代名老中医治疗经验的书，个性化更强、更贴近生活、更容易接受，可以将其视为一座沟通古今的桥梁，从中可以学到老中医是如何承古拓新的，从而加深对中医的理解。读这类书，首先要破除这样一种错误的认识，即认为中医的医案是个人的经验总结，经不起统计学考验，不具有普遍意义。学中医的人不要被统计学吓倒，统计学抹杀了个体的差别，否定了中医的"三因"学说，否定个别中包含一般的规律，这种近代的科学方法不适合中医。因为中医辨证论治的灵魂就是"活"，就在于必须因人、因地、因时地进行个性化的精确治疗。每个中医的师承和临床体会都有不同，医案对于中医临床经验的传承是极为重要的，这并不在于个人智慧的差别，而是科学的特点。学习当代名医的医案，要一本本地看，一家家地学，发现有好的、不同凡响的、作者反复强调的东西，要做好笔记，拿到临床去验证，疗效好的就成了自己的经验。遇到看不好的病就得学习别人的经验，真正聪明的人是会偷师的人，是会读书、会思考的人，而不是一天到晚埋头临床，自己一点点去摸索的人。不读书、不思考，遇到疑难病绕道而走，不肯深入下去的所谓"从来没有脱离临床"的人，只不过是在低水平、低层次的临床徘徊。总之，要怀着谦虚之心、好学之志，秉着偷学的本事、实施的勇气，多读书、勤实践，善于将别人的间接经验转化成自己的直接经验，切不可博览群书而终无所托、泛舟学海而流散无穷。

治病要抓住主证，解决主要矛盾，所谓"伤其十指，不如断其一指"。用药要单纯，处方宜精当，切不可面面俱到，面面俱到的结果是一面也顾不到。初次诊治病人，如果病情复杂，宜先投石问路，从一点切入，静观病情的变化。倘若病势有所好转，则可因势利导，步步跟进，争取一环一环解开；倘若病势有所加重，也不必惊慌失措，但须改弦更张，转换思路，而从其反面论治，往往有效，因为疾病的性质是非阴即阳，非表即里，非寒即热，非虚即实，懂得这个规律，就能沉着应战；倘若病势不进不退，则应调整角度重新选点，也可能是药力未到，须守方不变。要做到心中有数，前提是必须用药单纯，紧扣主要矛盾，这样才能把握全局。

医生是一种高尚而艰辛的职业，而中医更是一种可以寄托终生的事业，守着这个职业，一辈子不一定会轰轰烈烈，但可以过得很充实、很丰富，也很平静。不必受社会环境的制约，无须借助太多物质条件，三根手指、一根银针、一把草药，凭自己的一技之长，低标准可赖以糊口谋生，高标准则可借以实现"仁者爱人"的远大志向。一个有良心的医生，一个有责任心的医生，应当淡化做官发财这些世俗的想法，倾注全力于自己的事业中，投入的精力越多，对病人、对自己就越有好处。中医是真正的常青树，当同龄人谢幕的时候，一个从事中医临床的人，才开始登上一个更高的境界。能够与中医事业相伴始终是人生的一种机遇、一种福气。岁月如河，一晃五十余年过去了，我的脑海时常浮现着祖父临终之前的嘱托，耳边始终回响着他平时所吐露的行医箴言。

　　如何总结自己的临床经验，是一个大难题。病案总结、经验积累，前人已做得很好，我的许多临床治验，也是从前人的经验中偷来的，又何谈有创新，要有创新，也是方药的更改，剂量的调整。再者，要做经验总结，在日门诊五十余人中，各种病证不同，处方用药有别，男女老少，四季更替有异，从哪一处着手，从哪一病开始，都困扰着我的思绪，无从下手。因看到彭坚老师著作《我是铁杆中医：彭坚学术观点与临床心得集》，颇受启发，于是想从中医的临床优势着手，通过医疗实践和治愈案例证明中医的治疗优势的的确确存在，最受老百姓欢迎是中医这棵常青树的根。时不我待，不容再拖，历时三年手书了一部分治验和心得，其间还为此耗精伤眼。

　　从事中医五十余年，作为一名中医临床医生，我的精神世界是充实的，我能为患者看病，拥有自己的患者群，到老都能体现出自己的人生价值。执此为业，夫复何求。

# 小儿病篇

　　小儿秉纯阳之体，易虚易实，如端油走路，一不小心便会成病，最为常见的病因是外感与内伤。

　　外感分为风热感冒与风寒感冒，内伤常与饮食积滞、惊吓及先天不足等因素有关。因此，治小儿病应注意这两个方面。再者治小儿病时，应辨别小儿的体质，一般分为火体与寒体，凡是小儿脸色苍白、体瘦、好静、个子矮小、纳差、肢冷的属寒体，患病易从寒化，用药不可过用寒凉；凡是小儿脸色红润、体胖、好动、体高肢壮、纳可、肢热的属热体，患病易从热化，用药不可过用温热。

　　再者治小儿病，应时时注意培养脾土，不可伤脾滞气。目前生活水平提高，小儿伤食成滞，常营养过剩，用药时应加用健脾化食之品，以免滞脾，伐其生化之气。

　　小儿常见病的治疗大法已如上述，这在临床上是需要注意的。古人言，治小儿病为哑科，小儿不会说话，不会与医师配合，这给治疗带来一定困难，我们可以观察患儿的形态，望诊是辨小儿寒热虚实的客观方法。

凡是小儿脸色红润、哭闹、手足乱动、握拳、哭声响亮、闹不停止、眼泪肆流、肢润而热的便属热证实证。

凡是小儿脸色苍白、哭闹无力、手足懒动、指撒、欲哭无泪、肢干而冷的便属寒证虚证。

另外，我们在看小儿指纹时，用手扯一扯小儿的五指，如小儿五指紧握有力，有病亦轻；如小儿五指无力伸开，则轻病亦重。

看小儿病，要做到一看、二听、三问、四摸，除了看指纹，紫热红是伤寒，青惊白是疳外，还要注意指纹的三关，即风关、气关、命关，食指第一节为风关，食指第二节为气关，食指第三节为命关。纹路在风关，病轻；纹路在气关，病重；纹路在命关，病危。如指纹转曲便是伤食无疑，指纹红润便是正常之色，看完指纹之后，要用手摸一摸小儿额头，以辨寒热，额头温热便是热，额头冷便是寒。

如遇到小儿无故痛哭不休，须问一问小儿哭时脚是伸的还是屈的，如脚是屈的，便是腹痛，定为饮食所伤或为蛔虫所致；如脚是伸的，并伴头摇，便是头痛无疑，多为惊吓或外感所致。

再者，小儿的大便也是我们辨证的一个关键，这就必须要闻诊，以辨虚实。便稀溏无臭味是虚寒，便稀而臭味难闻是实热，小儿便结还无痛苦，多为脾虚所致。治小儿便难，一般以健脾消食为治，不可过用通下之品，以免重伤胃气。当然，要是哭闹不休，腹胀硬的肠扭转之疾，当通下以通肠气，外用温脐之法，方可扭转，同时可用通便之灌肠，必要时请西医外科助诊。

这是我治小儿哑科的点滴经验，下面介绍下临床小儿常见病的治疗用药。

咳嗽是临床常见的，西医诊断多为毛细支气管炎、支气管感染、小儿肺炎、支原体感染，用药消炎化痰止咳，往往效果不显，中医药在这方面有独到优势，但辨证一定要明确。尤其是家庭宽裕的小儿，生活在温室之中，冬暖夏凉，空调、牛奶严重损害了小儿的阳气，伤害生气之源，小儿犹如温室花朵，稍有气候变化，很难适应自然，因此在治疗这类小儿咳嗽之时，要注意加用温化之品，如麻黄、细辛、麦芽、山楂、生姜等。

何某，五月大患儿，咳嗽、痰鸣、呼吸息粗，体温39℃，经西医输液5天，症状无缓解，而转中医就诊。就诊时，患儿咳声响亮，呈顿咳状，痰声辘辘、呼吸息粗、脸色红润、额热、纹紫过气关，听诊两肺满布痰鸣音并少许哮鸣音，体温38.5℃，手指紧握。病程7天，因天热在空调房中生活，遇其母带其外出而病。天热为何受寒，以致肺气不宣，化热生痰而成"小儿肺炎"？是人为造成。小儿秉纯阳之体，处空调制冷之中，阳气被遏，外出受风，肌表疏泄，风邪乘虚而入，证属"寒包热"，宜宣肺清热、化痰止咳，方用：麻黄2g、杏仁6g、石膏10g、细辛2g、桑叶10g、竹茹2g、枇杷叶6g、甘草2g、蝉蜕3g。服药三剂，咳嗽、气喘均愈，体温亦正常。

风热感冒所致咳嗽，咳痰黄、呼吸息粗、鼻涕色黄、两颊红、纹浮紫，方用桑菊饮加味。常用：桑叶10g、菊花6g、金银花6g、连翘10g、杏仁10g、板蓝根10g、芦根10g、天竺黄10g、蝉蜕3g、桔梗3g、薄荷3g。

风寒感冒所致咳嗽，咳痰色白而稀、鼻流清涕、鼻塞声嘶、纹浮红，方用止咳散加味。常用：荆芥 6g、杏仁 6g、桔梗 3g、前胡 6g、苏叶 6g、蝉蜕 3g、尖贝 6g、葱白 3 根、百部 6g、豆豉 7 粒。

如遇到咳嗽连声、呼吸息粗、痰少唇红、鼻干脸红、纹红紫，此为燥热伤肺，方用沙参银桔汤加味。常用：沙参 10g、金银花 10g、桔梗 6g、浙贝 10g、板蓝根 10g、天竺黄 10g、芦根 10g、杏仁 6g、蝉蜕 6g、枇杷叶 6g、甘草 3g。

再如，咳嗽其声重浊、顿咳、咳引两颊绯红，有如犬吠样，痰少难咯，俗称百日咳者，我思为呼吸道过敏所致，方用沙参麦冬汤合脱敏煎，常用：沙参 10g、麦冬 10g、杏仁 10g、百部 6g、僵蚕 10g、蝉蜕 6g、银柴胡 6g、乌梅 6g、五味子 6g、甘草 6g。

又如，咳嗽、痰稀、呼吸急促，乃为外寒内饮所致，方用小青龙汤加味。常用：麻黄 3g、杏仁 6g、法半夏 3g、干姜 3g、五味子 3g、细辛 2g、苏子 6g、桂枝 3g、桔梗 6g、甘草 3g。

又如，咳嗽延绵月余不愈，要考虑到脾虚痰浊阻肺，方用六君子汤加味。常用：党参 10g、白术 6g、茯苓 10g、法半夏 6g、陈皮 6g、桔梗 6g、浙贝 10g、桑皮 10g、甘草 3g。

小儿咳嗽，查咽喉，凡咽喉部发现红肿，不论风寒或风热，均应加板蓝根 10g、天竺黄 10g、芦根 10g、蝉蜕 6g。

这里谈的是小儿外感，当以驱邪为先，但不可过用寒凉或温散，如黄芩、桂枝之类，应慎之又慎，应时时以保护胃气为要，不要戕伐太过，损伤阳气。

小儿内伤，饮食积滞为常见，常见腹泻、呕吐、腹痛等临床症状，临证时，一定要用手扯一扯小儿五指，触及腹部及囟门，察看口唇色泽，如小儿五指枯弛，腹肌紧张，囟门低陷，口唇樱红，即为脱水之征，应予输液以护水电平衡。

袁某，七月大，大便水泻，日夜十余次，伴呕吐奶汁，哭声低微，口唇呈樱红色，住院治疗三天，经输液，补充水电解质，纠酸，仍水泻不止，转请中医会诊。就诊时，患儿病程五天，大便水泻，日夜 7 次左右，便臭难闻，小便短少，察其便中夹有黏液（鼻涕样物），触其腹肌紧张，且有鼓胀之感，呕吐乳汁呈酸腐味，手足躁动，哭闹不休，但其声低微，指纹红赤达气关，诊察之后，余思仍为外寒内食所伤，方用止痢散加味：葛根 10g、苦参 6g、山楂 10g、麦芽 10g、神曲 10g、藿香 6g、厚朴 6g、苏叶 3g、黄连 2g、茶叶 3g。服药一剂，小便量增多，大便泻次 3 次，三剂而愈。

小儿腹泻，多为饮食所伤，常用保和丸加味：苍术 3g、厚朴 6g、陈皮 6g、茯苓 10g、山楂 10g、麦芽 10g、神曲 10g、藿香 6g、连翘 6g、甘草 3g。如挟有外寒则加苏叶 6g、生姜 2 片、葱白 5 根。

如小儿腹泻，便如水样，夹有黏液及油状物，且味臭难闻，当思积滞化热，方用止痢散加味。止痢散一方，实为祖父曾晓初所创，用于临床效若桴鼓，其药味之真，用法之奇，救人无数矣。药用：葛根 10g、苦参 6g、山楂 10g、麦芽 10g、神曲 10g、茶叶 3g、厚朴 6g。

小儿纳呆便溏，肌肉瘦少，乃为脾虚饮食不化所致，方用七味白术散加味。药用：党参 6g、白术 6g、茯苓 6g、葛根 6g、木香

6g、藿香 6g、山楂 10g、鸡内金 6g、麦芽 10g、神曲 10g、甘草 3g。

致于治泻，必利其小便，这是治泻常法，不能称为经验之谈。我之治泻，不加葛根，有时加升麻，常用消食导滞之品，是根据脾气上升，方能转运分清水道之理，临床用之，确有良效。

小儿夜啼，多为惊吓所致，可用平胃散加减：苍术 3g、厚朴 6g、陈皮 6g、茯苓 6g、木香 3g、甘草 3g、琥珀 3g，外用蝉蜕（去翅足）20g 和米饭，捣成饼封脐即可。

小儿腹痛多为寒气所伤或虫积、食滞，因腹为至阴之地，临床常见肠系膜淋巴结炎，其痛隐隐，痛甚则四肢厥冷，腹胀喜按或呕吐清涎，方用乌梅丸加减：乌梅 6g、桂枝 6g、白芍 10g、黄连 3g、黄柏 6g、干姜 3g、川椒 3g、甘草 3g、细辛 3g、木香 6g。

至于腹痛剧烈，腹肌紧张，肠型显露，大便秘结，需要考虑为肠梗阻、肠套叠或急性阑尾炎，应予以中西医结合，不可拖延病程。

目前，因生活水平提高，贪凉饮冷，零食不断，造成食积肠中，便溏不爽，臭味难闻，方用保和丸加味。组方：苍术 3g、厚朴 6g、陈皮 6g、山楂 10g、麦芽 10g、连翘 10g、木香 6g、藿香 6g、槟榔 10g、甘草 3g。

又因夜间护理欠妥，小儿受寒，腹痛蜷曲呻吟不止，大便色青，方用藿香正气散加味。组方：藿香 6g、苏叶 6g、厚朴 6g、砂仁 3g、白芷 3g、木香 6g、陈皮 6g、生姜 2 片、白芍 6g、甘草 3g、槟榔 10g。

小儿目光晦暗，鼻中隔青筋显露，脸色不华，饮食难进，大便稀溏，为伤食所致，脾虚失运，西医诊断为消化不良，方用异功散加味。组方：太子参10g、白术6g、茯苓10g、陈皮6g、山楂10g、麦芽10g、神曲10g、半枝莲10g、蛇舌草10g、甘草3g。另可用半边莲、墨旱莲各等份研末，蒸猪肝吃，可助消化。

小儿发热是寒邪束表，或热邪伤络，人身阳气与之相争所致，能够发热表明患儿阳气尚足，不可过用寒凉，以免损伤阳气，引邪深入，只宜轻轻发表，以出微汗为宜，方用葱豉汤或银翘散加味，热度超过39℃，方可用石膏之类药物退热。方用：柴胡6g、竹叶6g、石膏20g、金银花10g、板蓝根10g、蝉蜕6g、连翘10g、薄荷3g。一般两服药即可退热，同时可用燕子窝土封脐。

痧、痘、惊、疳是小儿四大证，其中痧就是小儿感受寒邪、热邪、暑邪，作为外感证治，有寒散寒，有热清热，有暑清暑。至于麻疹、风疹、痘疹，则属于痘类。小儿麻疹，症见患儿眼睛红赤，眼泪汪汪，发热咳嗽，皮疹高出皮肤，但绝不瘙痒，耳垂冷感，咳嗽，口腔黏膜可见红斑，纹紫，治疗当以辛凉透疹，首选银翘散加味。药用：金银花、连翘、荆芥、板蓝根、牛蒡子、薄荷、西杨柳、桑叶、蝉蜕、芦根、人中黄。用药宜清凉宣发，不可用桔梗、升麻之类温而升发之品。

治疗麻疹时，要密切观察患儿鼻翼，如出现鼻翼翕动，要防止肺炎出现，这是治疗麻疹时须把握的第一关；再者，就是出麻疹时，患儿出现大便黏液、腹痛，或者大便出现红白沫状黏液时，要防止肠道感染，这是第二关；麻疹时高热抽搐，呼吸急促，意识不清时，要防止麻疹并发脑炎，这是第三关。治疗麻疹，这三关是要密切注意的。记得二十世纪七十年代初期，新化化溪公社明星大队七队一彭姓小儿，症见高热抽搐，时现纹紫射关，肢端冷感，病情危急，听诊时两肺满布湿啰音，心跳加快，诊断为麻疹并发肺炎，方用麻杏石甘汤加味：麻黄3g、杏仁6g、石膏15g、蝉蜕3g、犀角1g、西河柳10g、桑叶10g、金银花10g、连翘10g、甘草3g。其中犀角磨水调药，服药一剂，疹透神清，三剂转危为安。这些年，我所经手治疗的小儿麻疹有百余例，无一例出现危重证象，所用方药辛凉透疹、宣肺清热，故而在当地被称为"麻疹神医"。

惊是情志所伤，患儿多先天禀赋不足，容易被外界不良刺激所伤，其尖叫哭闹，临床常见，方用六味地黄丸加味，用蝉蜕以封脐。

疳证现代很少见，有的是营养过剩、饮食积滞所致，临证时应健脾助食化滞，药用异功散合保和丸加味。处方：太子参10g、白术6g、茯苓10g、陈皮6g、山楂10g、麦芽10g、鸡内金6g、胡中3g、半枝莲10g、蛇舌草10g、甘草3g。小儿消化不良，可制健脾糕常服，用旱莲草、半边莲、芡实、淮山药、莲肉、薏苡仁、粳米、糯米、穇子粉适量，制成饼蒸熟烘干吃，制作时可加红糖，这个方子是祖父传下来的，小儿服后饮食大增，抗体增强。

小儿病在临床上也常见一些疑难病症，但不管其怎样变化，始终要把握的是先天和后天，先天禀赋不足，后天调理失当，是小儿病的关键，再者小儿秉纯阳之体，阳气初升，护胃升阳，时时要注意，用药不可过用寒凉、辛热，宜轻清宣发为要。

深圳一小儿患脑积水，西医要用手术治疗，而且不能保证生命安全，听我女儿介绍来新化就诊，症见头颅宽大，囟门若五指宽，不能封闭，目光上吊，神情呆滞，虽岁余二月，不能说话，不能走路，爬行只能后退。面对此情，《医宗金鉴》儿科有五迟证，名曰解颅，方用补肾地黄丸、扶元散，外用封囟散：柏子仁、防风、天南星研为细末，每用 1 钱以猪肝胆汁调匀，摊在绯绢帛上，试囟门大小剪贴，一日一换不得令干，时时以胆汁润之。

补肾地黄丸：熟地、山茱萸、淮山药、茯苓、牡丹皮、泽泻、牛膝、鹿茸，加僵蚕、蜈蚣，研末炼蜜为丸如梧桐大，每服 3 丸，每日 2 次。

扶元散：人参、炙甘草、当归、白芍、川芎、石菖蒲，亦炼蜜为丸，每服 3 丸，每日 2 次。如此服用年余，小儿囟门只有指宽，没有闭合，讲话思维正常，但足底板软，只能向前爬行，搀扶亦可行走，食纳正常，小便尚有遗尿，嘱其继服。

# 乙肝病篇

本人自拟灭澳汤治疗 HBsAg 阳性患者，经过临床三年 150 例病人的治疗观察，其转阴率达 75％以上，因此获得娄底市科研成果二等奖，并有论文《灭澳汤治疗 HBsAg 阳性 150 例临床观察》发表于《湖南中医杂志》（1997 年第 13 卷第 2 期）。

方剂组成：柴胡 6g、白芍 10g、枳壳 10g、瓜蒌 15g、法半夏 10g、黄连 6g、白术 10g、土茯苓 15g、蚕休 10g、山豆根 6g、黄芪 20g、太子参 15g、三七 6g、甘草 6g。三个月为一疗程，方中四逆散调理中脾，顺其情志，使气血畅达；小陷胸汤清热化痰，以除痰热互结，宣畅肺气，金以克木；白术、甘草补土以养木；三七活血通络，祛瘀生新；山豆根、土茯苓、蚕休清热解毒凉血，祛邪安正；黄芪、太子参补气，增强机体免疫功能。其中，山豆根性味苦寒，与黄连相须配伍，有增强清热解毒之功效，并能消除山豆根对胃肠道的毒副作用；与白术、甘草、黄芪、太子参合用，久服可益胃生津，增进食欲；三七促进血液循环，气行血运，增强人体免疫功能，对促进 HBsAg 阳性转阴都不无裨益。

除了乙型肝炎，近年来丙型肝炎患者逐渐增多，其他类型的病毒性肝炎患者也陆续出现。对于这些病毒性肝炎，除了给健康人注射疫苗，积极预防之外，尚没有找到对已感染病毒的患者真正有效的治疗方法。按传统的中医方法辨证用药，有时对改善症状有效，但要对乙肝血清标记物阳转阴却很难，有相当一部分患者甚至无证可辨，使治疗束手无策。在这个病上，最初似乎看不到中医药的治疗优势。近年来，随着中医药发展、中西医结合，专家们不断实践研究和临床验证，发现很多中药及其复方在乙型肝炎血清标记物阳性的治疗、肝功能异常的治疗、免疫功能失调和病理改变的治疗等方面，均出现了可喜的苗头。灭澳汤就是根据中医专家已取得的临床经验，结合肝脏功能的特性，选择四逆散疏肝健脾，顺其条达之性；小陷胸汤化痰清热，使金旺克木；枳术汤扶脾益气，以土养木。运用五行生克乘侮规律组成复方，再针对性地添加若干有效改善某项检测指标的药物，如土茯苓、蚕休、山豆根施用于患者，取得了很好的疗效。

这种典型中西医结合的思维方法，既不放弃中医辨证论治的原则，又充分吸取现代中医药研究的成果，事实证明是一种可取的治疗慢性乙型肝炎的思维模式。对中医而言，"乙肝不可治愈"并不是绝对的，只要辨证准确、精心治疗、持之以恒，有些病人是能够治愈的，这主要体现了中医的"扶正祛邪""正气达而邪气自除"的治疗思想。扶正可以保护肝脏，提高身体的免疫功能；祛邪可以把乙肝病毒的代谢产物排出体外，减少病毒对肝脏和机体的刺激，通过日积月累的治疗，是可以治愈的。方中黄芪、太子参可以增强免疫功能和网状内皮系统细胞的吞噬作用，使丙氨转氨酶活性降低，促进肝功能及肝细胞损害的恢复，还可抑制纤维增生，回缩肿大的肝脾，并且可以利胆。药理实验证实土茯苓、蚕休、山豆根有较强的抑制乙肝病毒的作用，可减少肠道细菌生长繁殖过程中的代谢产物对肝脏的损害，起到护肝之效。湿热虽盛，但不忌讳用甘草，是因为该药对肝损伤有明显的保护作用，能使肝脏的变性与坏死减轻，肝糖原恢复。这是扶正与祛邪在肝病中的应用，扶正就是调节免疫系统，以益气健脾为主；祛邪抗毒以清热解毒和利湿药为主。另外在治疗肝病的时候要阻抗肝纤维化，就要考虑活血化瘀药的使用，三七在活血化瘀药中有一定的补益作用，药理研究也证实该药抗纤维化，有保护肝细胞的完整性、消除毒性自由基、减轻肝脏的免疫损伤、恢复肝功能、回缩肿大的肝脾等作用，对慢性肝炎最为合适。但是活血的药物，往往导致出血耗气之弊，在肝功能反复波动的不稳定期，对这类药物要慎用。在谷丙转氨酶、谷草转氨酶较高时，不应用活血药物，否则会使转氨酶居高不下，加重对肝细胞的损害。

灭澳汤的组方对乙肝病毒携带者有较好的疗效，对慢性肝炎患者也有效，尤其对湿热内蕴型的患者疗效更佳。经过临床验证，治疗肝病应遵循三大法则：一是调节免疫系统；二是祛邪抗毒；三是阻抗肝纤维化。这不仅是治疗乙肝的法则，也是治疗肝病的法则。《黄帝内经》曰"知肝之病，当先实脾"，充分强调了补脾益气在肝病治疗中的突出地位。

▶ **医案**

欧某，男，43岁，1992年7月20日初诊。

主诉：无力纳差，肝区不适六个月。

患者于春节期间，频频外出会餐，发觉身软乏力、食欲下降、腹胀、右胁不适、小便黄，经医院检查，HBsAg阳性，肝功能谷丙转氨酶增高，诊断为乙肝，遂住院，中西医结合治疗，病情好转出院。此后每因劳累或食欲过度即感右胁隐痛，腹胀，经多方求治，疗效不显，转而求治。症见精神不振、面色淡黄不华、肝区隐隐不适、纳差腹胀、大便溏薄、脉弦滑、苔黄质淡红，肝功能谷丙转氨酶90，乙肝表面抗原阳性，E抗原阴性，核心抗体阴性，中医诊断：腹胀证属肝脾不调，湿热内蕴型，拟疏肝健脾、清热利湿，可用灭澳汤加味：柴胡6g、白芍10g、枳壳10g、瓜蒌15g、法半夏10g、黄连10g、土茯苓15g、蚕休15g、山豆根10g、黄芪30g、三七10g、太子参15g、半枝莲15g、蛇舌草15g、甘草6g。三个月后复查，HBsAg转阴，E抗原阳性，症状消失，精力充沛。

# 腹痛篇

    腹痛是临床常见的疾病。按照人体部位分类，腹部可分为胃脘部、胁肋部、脐腹部、少腹部四大区域。但我临床常把腹部分为右上腹、上腹、左上腹、左侧腹、右侧腹、中腹、右下腹、左下腹、下腹九个部位。不同部位疼痛代表不同的疾病，右上腹痛显示胆结石、胆囊炎、肝炎、肝癌、胆道蛔虫病；上腹痛显示胃病、十二指肠溃疡、心绞痛、心肌梗死；左上腹痛显示胰腺炎、急性肠胃炎；右侧腹痛、左侧腹痛均显示肾结石、输尿管结石、结肠肿瘤；中腹痛显示急性肠炎、肠梗阻、铅中毒；右下腹痛显示阑尾炎、升结肠肿瘤、尿路结石、卵巢囊肿；下腹痛显示盆腔炎、前列腺炎、睾丸炎、直肠肿瘤；左下腹痛显示乙状结肠炎、精索炎、附件炎、宫外孕等症。这种分类方法基本靠谱，但总体来说，腹痛只显示模糊的概念，不能机械地认为哪个部位痛就是哪种疾病，而且有些疼痛是跨部位的，甚至是会转移的，因此在诊断上必须四诊合参、辨证论治。中医对腹痛的辨治，大致可分为寒实、虚寒、实热、食积、虫积几大类。

属于寒实疼痛者，有明显的外受风寒或寒邪内侵的病因，腹痛多为阵发性绞痛或拘急疼痛，疼痛部位多在中腹脐周部，热熨缓，经常伴有呕吐，恶寒发热，手足逆冷，面色㿠白，脉弦紧，苔白质淡，宜用《和剂局方》五积散：麻黄 6g、桂枝 10g、干姜 6g、苍术 20g、厚朴 10g、法半夏 10g、桔梗 6g、枳壳 10g、白芍 10g、白芷 10g、陈皮 6g、甘草 6g、茯苓 10g、当归 10g、川芎 6g。本方药店有成药出售，煎药时加生姜 3 片。五积散为《和剂局方》所编，为寒、湿、气、血、痰五积而设。方中麻黄、白芷发汗解表；桂枝、干姜温中散寒；苍术、厚朴燥湿；陈皮、法半夏、茯苓化痰利湿；枳壳、桔梗升降气机；当归、白芍、川芎活血止痛，缓解疼痛；甘草健脾和中。其中，苍术用量特大，遵《景岳全书》："苍术，其性温散，故能发汗宽中，调胃进食，去心腹胀痛，霍乱呕吐，解诸郁结，逐山岚寒疫，散风眩头痛，消痰癖气块，水肿胀满。"显然以苍术为主药的本方，是以温散为主要的治法，以祛湿、祛寒、化痰为主要目的，寒、湿、痰得以消散，则气血自然疏通。我国南方气候潮湿，冬春两季时有寒流，夏季虽热，但人们常处空调房中，临床常遇到寒湿困阻于脾胃的情况，五积散是十分切合的病方，可以一剂知，二剂愈。如果为感受暑热之邪，中暑发痧，实发腹痛，手足逆冷，面色㿠白，嘴唇青紫，或兼腹泻呕吐，脉沉伏或弦紧，宜用雷击散，取 0.3～0.6g 吹入鼻中，再用 3～6g 姜汤冲服，安睡片刻，汗出而愈。这种以急性腹痛（剧烈绞痛）为显著特征的病，俗称"绞肠痧"。患者多为体质素弱之人，在暑天劳力暴晒，又食生冷、贪凉，导致暑热火毒被寒气闭阻于内，不得外泄而得病。往往一发病即送医院抢救，医院多诊断为中暑、急性胃肠炎、中毒性消化不良，有的数天仍然诊断不明，甚至抢救几天至死未能查明病因。中药里不仅雷击散治疗痧疹有效，其他如诸葛行军散、藿香正气散、十滴水，用得及时，均对四时感受不正之气引发的急性腹痛有立竿见影之效。

属于虚寒疼痛者，其痛隐隐，喜温，喜按，手足不温，气短乏力，口不渴，大便溏，小便清长，脉弱无力，苔白质淡，宜用桂芍理中汤加味：桂枝 10g、白芍 15g、党参 15g、炒白术 10g、干姜 6g、小茴香 10g、沉香 6g、细辛 6g、炙甘草 10g、大枣 5 枚。本方即小建中汤合理中汤加小茴香、沉香、细辛而成。以桂枝温阳，白芍益阴，理中汤健脾温中散寒，加小茴香、沉香温散行气，细辛由里透表引寒邪外出，且白芍、炙甘草有缓急止痛之效，干姜、大枣甘温补中。辨证为中焦虚寒者，以脘腹隐痛喜按为主要指征，常可药到病除。如患者气短、自汗、脉虚大者，可加黄芪 30g，临床见胃及十二指肠溃疡的病人，方中可加用蒲公英 20g，药理研究蒲公英对幽门螺旋杆菌有杀灭作用。

属于实热疼痛者，多为腹部胀痛拒按，扪之烫手，大便秘结，小便黄，口苦口干喜冷饮，舌苔黄腻，脉滑数，宜用大黄四逆散加味：柴胡 6g、白芍 15g、枳壳 10g、大黄 15g、厚朴 10g、木香 10g、蒲公英 15g、槟榔 10g、甘草 6g、黄连 10g、吴茱萸 3g。方用四逆散调理气机，小承气汤泄热和中，四磨汤行气止痛，左金丸泻肝清热，加蒲公英清热解毒。辨证为实热疼痛者，常可三剂而愈，或问即为实热所致，可用吴茱萸辛温之药。《黄帝内经》曰"治寒远寒，治热远热"，用吴茱萸正是此意，热结必予温散，其效大增。至于右下腹痛甚，伴有反跳痛者，皆为肠痈证，即西医称为急性阑尾炎者，可用四逆散合大黄牡丹皮汤加升降散、蒲公英组方：柴胡6g、赤芍15g、枳壳10g、大黄15g、牡丹皮10g、蒲公英15g、升麻6g、蝉蜕10g、僵蚕10g、冬瓜仁15g、金银花15g、甘草6g。热结于胃肠，火毒蕴积，肠已化脓或未化脓，只要邪气实而正气未衰者均可应用。大黄牡丹皮汤为张仲景治疗肠痈的专方，原文云："肠痈者，少腹肿痞，按之即痛如淋，小便自调，时时发热，自汗出，复恶寒。"其所描述的证候与急性阑尾炎初起体征完全吻合，为瘀热郁结肠内所致。该方重用大黄清肠中瘀热，牡丹皮清热凉血，芒硝软坚散结（上方没有用到芒硝），协大黄急下泄热，桃仁（上方也没用到桃仁）破血散瘀，冬瓜仁清湿热、排脓毒，合而具有通便泻热、活血化瘀、排脓解毒的功效。升降散方出自杨栗山《伤寒瘟疫条辨》的解毒承气汤，除了可泻腑通便之外，还可清热解毒，即加强了大黄牡丹皮汤控制感染的作用。方中加入蝉蜕、僵蚕使大黄、芒硝一味沉降，具有了升清降浊的双向调节作用，更符合治病祛邪的需要。在确定腹痛是否是急性阑尾炎所致时，复诊非常重要，因为有的患者表现为满腹疼痛，很难说清楚疼痛的具体位置，只有右少腹的阑尾点有反跳痛时，才能确诊为阑尾炎。

　　属于食积疼痛者，腹中疼痛饱胀，嗳气腐臭，不欲饮食，大便特臭，舌苔厚腻，脉滑数，治疗此类腹痛，可用四逆散合保和丸加味：柴胡6g、白芍15g、枳壳10g、山楂15g、神曲15g、麦芽15g、炒莱菔子15g、连翘15g、法半夏6g、陈皮10g、木香6g、槟榔10g、茯苓15g、甘草6g。保和丸出自《丹溪心法》，为治疗食积的通用方，重用山楂，以消肉食油腻，麦芽消面食，神曲消酒食，陈皮、法半夏、茯苓化痰，连翘去积热，平和而不燥烈，加用四逆散有调畅肠胃气机的作用。方中炒莱菔子消食、化痰、下气、除胀、定喘、止痛、攻积，一物而兼七用，朱丹溪谓："莱菔子炒用化痰，有穿墙破壁之功。"故本方中莱菔子作用非凡，不可忽视。因为现代中国人的饮食结构较之以前发生了很大的变化，从小儿到成人，营养过剩导致积滞的情况很多。凡是小儿发热，有相当一部分属于食积发热，俗称"滞烧"。患儿不咳、不流涕、咽喉不红肿疼痛，头与四肢摸之不热，而腹部久按烫手，舌苔厚腻、口气较重、大便气臭，即为食积发热，可用保和丸消退滞热。小儿长期消化不良，也可用本方加鸡内金制成丸剂缓图。凡成年人饮食营养过剩，内有积滞，引起血脂、胆固醇增高，脂肪肝，胃肠功能失调者，本方亦有很好的调节作用。

属于虫积疼痛者，多在中腹部出现阵发性疼痛，疼痛性质为钝痛、钻顶痛，发作较为剧烈，伴有呕吐、恶心、额上汗出、舌淡苔白、脉紧张，腹诊脐周出现肠型，可用四逆散合乌梅丸加减，方用：柴胡 6g、白芍 6g、枳壳 10g、乌梅 10g、槟榔 10g、黄连 6g、川椒 6g、细辛 6g、附片 6g、大黄 10g、甘草 6g、使君子 10g。方中四逆散调理气机，乌梅安蛔，槟榔、使君子驱蛔，细辛、川椒、附片温以散寒，辛以伏蛔，黄连清热，苦以下蛔，大黄、槟榔泻下虫体，方中药物组成展示了"蛔得酸则静，得辛则伏，得苦则下"的思维技巧，但是本方并没有直接杀死蛔虫的作用。实验证明其作用机理有以下几个方面：一有麻醉效果，从而抑制蛔虫活动；二是作用于肝脏，促进肝脏分泌胆汁；三是使胆道口括约肌松弛扩张；四是对多种致病菌有抑制作用。这些综合作用，使腹痛呕吐症状缓解，但蛔虫只是被麻醉并未被杀死，故而加用大黄泻下虫体。

### ▶ 医案1

水车区锡溪乡一袁姓小孩，患脐腹痛三年之久，经省人民医院、湘雅医院、省儿童医院检查，为肠系膜淋巴结炎，给予消炎抗菌、调整肠道治疗，腹痛时缓时作，痛苦不堪，而转求中医。患儿，男，7岁，面色㿠白、四肢清冷、腹痛喜按、热熨则舒、大便溏、纳食欲呕、舌质淡、苔白、脉沉紧、腹诊脐部肠型，诊断为蛔厥腹痛，拟方乌梅丸合四逆散加减：柴胡6g、白芍10g、枳壳10g、乌梅10g、附片6g、干姜6g、川椒3g、黄连6g、细辛3g、槟榔10g、黄柏10g、甘草6g、使君子10g。服上方五剂，腹痛已愈，后改用附子理中丸，健脾温中，现健康成长。

### ▶ 医案2

徐某，男，52岁，新化县洋溪镇人。

患者腹痛五年余，伴腹胀、大便溏，五更泻。做过胃镜、肠镜、B超、心电图等各种检查，除了有直肠炎外，未见有其他器质性病变，察其面色㿠白、嘴唇发绀、精神疲惫、头晕、身冷、苔白厚、口苦、脉沉紧、小便清长，此为脾肾阳虚、中阳不运，拟黄芪建中汤合四神丸加味：黄芪30g、桂枝10g、白芍15g、党参15g、焦术10g、补骨脂10g、肉豆蔻10g、五味子3g、吴茱萸4g、干姜6g、川椒6g、甘草6g。服上方十剂，腹痛已除，大便正常，面色已恢复如常，但仍纳食不香、肢软乏力、脉缓滑、苔白，当健脾益气、温运中焦。方用补中益气汤合理中丸加味：黄芪30g、当归10g、党参15g、炒白术10g、柴胡6g、升麻10g、陈皮10g、干姜6g、砂仁10g、神曲15g、山楂15g、甘草6g。十剂后，纳食尚可、精神如常，遂停药，照常工作与劳务。

▶ 医案3

谢某，女，72岁，新化县上梅镇东正街人。

患者腹痛腹胀七天，伴呕吐、大便不通，住中医院外科，经输液消炎、胃肠减压，大便始终未下，腹痛腹胀未除，而转中医会诊。察其面色红润，身体肥胖，腹胀大可见肠型，不能触，呻吟不已，腹部透视诊断为不完全性肠梗阻，问及三年前患阑尾炎，手术治疗后，曾三次发作，但这一次极为严重，病因吃鸡肉而起，呕吐物为胃内容物，呈咖啡色，夹有食物残渣，少许放屁，脉弦滑，舌质红，苔黄而燥，此为阳明腑证，急用四逆散合大承气汤加味：柴胡6g、白芍15g、枳壳10g、厚朴10g、大黄15g、芒硝20g、莱菔子15g、桃仁10g、金银花15g、蒲公英15g、槟榔10g、沉香10g。服药一剂，肠鸣，转矢气，二剂泻下臭水约2 000mL，中夹有未化食物，腹痛、腹胀减轻，继服一剂，腹痛缓解，改方四逆散合保和丸加味，调理月余，体重减轻，精神振奋，纳食正常。

▶ 医案4

文某，男，87岁，冷水江市禾青镇人。

患者是退休老劳模，因曾孙结婚，吃了5个鹌鹑蛋和1粒肉丸子，旋即腹痛，经冷水江市人民医院检查，诊断为急性肠梗阻并急性胰腺炎，化验白细胞达3万多，淀粉酶大量增高，经大量消炎抗菌及胃肠减压，仍腹痛不止，大便已五日未解，而转求我去冷水江诊治。察其面色红润、口唇发绀、频频欲呕、仰卧呻吟不止、腹不能触及、肠型显露、舌苔黄厚、脉弦滑，此为阳明腑实证，急用大剂承气汤加味，急下存阴。处方：（后下）大黄15g（调服）、芒硝10g、枳实15g、厚朴20g、蒲公英15g、败酱草15g、莱菔子20g、槟榔15g、金银花15g、桃仁10g。服药一剂，肠鸣矢气，泻下污水若干毫升，腹痛减轻，呕吐已止，脉缓滑。因病者年迈正气不足，不敢再用大剂猛下，改用四逆散合保和丸，加大黄、蒲公英调理五天，血查正常，症状消除出院。患者家属为表谢意，送匾一块，云"医术精湛 起死回生 悬壶济世 道德高人"，真乃受之有愧。

# 头痛篇

  头痛是临床常见的疾病，多数是功能性疾病，西医诊断为血管神经性头痛、紧张性头痛、颅内低血压性头痛。有些头痛是某种疾病的症状之一，如高血压脑病头痛、颅脑外伤性头痛、癫痫性头痛等。慢性头痛，虽然经常发作，缠绵不休，但很少呈进行性发展，服止痛药常能止痛。如果脑部发生肿瘤之类器质性改变，则可产生剧烈头痛，无法缓解，古代称为真头痛，"头痛甚，脑尽痛"，这种头痛中医无法可治，只能借助西医手术。

  中医治疗头痛，需按纲辨证进行，分清内、外、虚、实、寒、热，除此之外，脑震荡后遗症、妇女月经期都可出现周期性头痛。在治疗上，应根据其特殊性进行治疗。在临床时要注意头痛的部位，有的是满头痛；有的只是局部的头痛，如前额痛、后头痛、巅顶痛、两侧痛；有的是先在局部痛，逐渐扩展到满头；有的只是偏向于发作一侧。大部分治疗头痛的古方，只要在方中调整其引经药，如前额痛用葛根，两侧痛用柴胡，巅顶痛用吴茱萸，后头痛用羌活，即可通用于各个部位的头痛。

外感风邪则头痛昏沉，游走不定，治宜祛风解表，方用川芎茶调散，该方出自《和剂局方》，由川芎 120g、荆芥 120g、薄荷 250g、羌活 6g、防风 45g、白芷 50g、细辛 30g、甘草 50g 组成，研为细末，每服 6g，清茶送下，每日 3 次，如作汤剂，则剂量要作调整，但是细辛只用 6g，薄荷可用 15g，煮沸即可，不可久煎。方中川芎入手少阴、手厥阴经，善治两侧、头顶疼痛；羌活入太阳经，善治后头痛；白芷入阳明经，善治前额痛，且可代麝香之用。三味共为君药，荆芥、防风、细辛偏温，薄荷偏凉，俱能祛风解表为臣，甘草和中为佐，清茶味苦性寒，即可清利头目，配合量重的薄荷，兼制全方的偏温。本方看似平淡，但药力集中，善于疏散头部风寒、风热，运用的机会很多。凡是天气变化或季节交替，即感头痛昏沉胀痛（头目不清楚，并非剧烈头痛），须掐捻捶打始感舒服者，往往服后十多分钟，即头目清爽，较之西药去痛片之类，疗效可靠，而且本方对胃没有刺激。偏于风热引起的头痛，则加蝉蜕 10g、僵蚕 10g、菊花 15g；口苦、舌苔黄腻，则为风邪化热入里，宜加柴胡 6g、黄芩 10g；咽喉疼痛加玄参 15g、麦冬 10g，养阴解毒；口渴加石膏清热。

感受湿邪，则头昏蒙困重，说不出具体疼痛点，《黄帝内经》曰："伤于湿，首如裹。"患者身重酸胀、舌苔白腻、口淡乏味、脉濡，治宜祛湿解表，宜用羌活胜湿汤。本方出自《内外伤辨惑论》，为李东垣所创，由羌活 10g、独活 10g、防风 10g、藁本 10g、川芎 10g、蔓荆子 10g、甘草 6g 组成。方中羌活祛上部风湿，独活祛下部风湿，合而祛散全身风湿，为君药；防风、藁本祛太阳经风湿且能止痛，为臣药；佐以川芎活血止痛，蔓荆子祛风止痛，使用甘草调和诸药。本方为辛温发散之药，不宜久煎，煮开 5 分钟即可。风湿外束引起的头痛，有其独特之处，就是当空气中湿度大增时，即感头痛、头重、昏蒙如裹，整天头脑不清晰，其舌苔必厚腻。初感湿邪引起的头痛，本方用之有效。如果服用 5 天，仍然头痛兼见恶心欲呕、胸闷纳呆、苔白腻，是内夹痰湿，须加苍术、厚朴、法半夏、陈皮、茯苓、天麻以祛内湿。如果久服无效，仍然头痛，且肢体乏力，舌苔由白腻转为黄腻，则是湿性缠绵，日久化热，耗伤元气所致，方中须加用黄芪、柴胡、升麻、党参、黄芩、细辛、苍术、薄荷以益气清热祛湿。

属于内伤的头痛，有虚实之分，虚证有气虚、血虚的不同，而实证有肝阳上亢、瘀血阻络之别。气虚头痛，遇劳即发，其痛隐隐，少气懒言，纳差肢软，舌淡苔白，脉缓弱，治宜升阳益气，祛风止痛。方用《证治准绳》和中顺气汤加味：黄芪 30g、党参 15g、柴胡 6g、升麻 6g、白术 10g、陈皮 6g、当归 10g、白芍 15g、川芎 10g、蔓荆子 10g、细辛 6g、炙甘草 10g、防风 10g。该方由李东垣的补中益气汤合玉屏风散加川芎和血活血，加白芍缓肝止痛，加蔓荆子祛风，加细辛散寒，对于气虚下陷、清阳不升引起的头痛，有良效。卫外之气不固、体质下降、易感冒者，可用本方治本，固护卫气。

血虚所致的头痛，以妇女为多见，常常头痛头晕、目眩、面白无华、脉细、舌淡、唇白、月经量多，色淡或淋漓不尽，治宜养血补血，方用黄芪八珍汤加减。本方以四物汤补血，四君子汤补气保元，加用天麻、防风、丹参、石菖蒲，对血虚头痛，确有良效。另外，本方对妇女月经过多，疮疡出血过多，癌症化疗后红细胞、白细胞、血红素下降等均有好的疗效。

肝阳上亢的头痛，患者以头部胀痛为主，甚至感到胀大欲裂，自觉头部血管跳动，面红、少苔、脉弦滑，这类头痛常见于情绪激动者，或高血压患者。治须平肝潜阳，方用天麻钩藤汤加味。该方出自《杂病证治新义》，由天麻 15g、钩藤 30g、石决明 15g、决明子 15g、栀子 6g、黄芩 10g、牛膝 15g、杜仲 15g、桑寄生 15g、首乌藤 15g、益母草 15g、茯神 15g 组成，加白芍 20g、甘草 6g、川芎 6g 临床应用。本方以天麻、钩藤、二决平肝熄风，为君药；栀子、黄芩清肝泻火，白芍、甘草缓肝急，为臣药；杜仲、桑寄生益肝肾，首乌藤、茯神安神定志，牛膝引血下行，川芎、益母草活血利水，为佐使药，这首方剂平肝潜阳而又不滋腻不碍胃，不仅能改善高血压患者头痛症状，而且有显著的降压作用。

瘀血阻络所致头痛，痛点固定，痛如针刺，面色晦暗，有时可见舌下系带青紫，舌质紫、脉涩，治宜活血通络，化瘀止痛，方用血府逐瘀汤加味。本方出自《医林改错》，即四逆散合桃仁四物汤加桔梗、牛膝而成，方中以四逆散疏肝理气，桃仁四物汤补血活血，桔梗载药上行，牛膝引血下行，全方着力于气血的疏达和气机的升降出入。凡心胸以上瘀血阻滞引起的各种病证，皆可运用。

属于热证的头痛，患者头部发热，口苦口渴，小便黄，大便秘，舌苔黄，脉数，治宜清热止痛，方用清空膏加味。该方出自《兰室秘藏》，由川芎 6g、羌活 10g、防风 10g、柴胡 6g、黄芩 15g、黄连 6g、炙甘草 6g 组成。本方重用黄芩清肝经郁火，为君药；黄连清泻胃火，为臣药；柴胡、川芎疏肝活血，羌活、防风祛风止痛，为佐药；炙甘草调和诸药，为使药，共奏清热泻火、疏风止痛之功。热证头痛在辨证时要抓住三大要点：口苦、苔黄、小便黄，这是热郁于内熏蒸于上而导致的头痛，故本方重于清热泻火，而轻于疏散止痛，如头痛皆沉可加蝉蜕 10g、菊花 10g、僵蚕 10g、蔓荆子 10g 以疏散风热，如头晕目眩加天麻 15g、钩藤 20g、决明子 15g 以熄肝风。

属于寒证的头痛，每遇天冷受寒时发作，患者畏寒，头部拘急冷痛，痛剧时则呕吐清水，舌淡胖、津多、苔薄白、脉沉缓，治宜温阳祛寒，宜用吴茱萸汤合麻黄附子细辛汤加味。《伤寒论》中的吴茱萸汤原文云："干呕，吐涎沫，头痛者，吴茱萸汤主之。"麻黄附子细辛汤原文云："少阴病始得之，反发热脉沉者，麻黄细辛附子汤主之。"两方合用，吴茱萸温胃、附子暖肾以治内寒，麻黄、细辛温经以治外寒。人参补气，姜枣调和营卫，法半夏助吴茱萸和胃降逆，甘草调和诸药，合成温阳暖胃散寒、化痰止痛的功效，用于阳虚体质感受寒邪而头痛的病人，其辨证要点在于怕冷喜温，手足冷，舌淡胖，口不渴，小便清长。方中吴茱萸用于寒邪疼痛效果很大，但因其性温燥烈，剂量不宜太大，一般不超过 5g，同时加用甘草，可缓解吴茱萸的副作用。

有些头痛患者往往出现一些相互矛盾的征象，头部冷痛却又口渴，用凉药不效，用温药上火，久治无功，这类病属于寒热错杂的头痛，治宜温寒并用，可选乌梅丸加味。《伤寒论》中的乌梅丸主要治疗厥阴病寒热错杂之腹痛吐蛔证，又治久痢，方中重用乌梅酸以敛阴，川椒、附子、细辛、桂枝、干姜温以散寒，黄连、黄柏苦以清热，人参、当归补气养血，全方为厥阴病寒热错杂的病机而设。我用其治疗寒热错杂所致的头痛，是根据叶心清先生所言："只要寒热错杂，虚实兼夹，符合厥阴病特征者均可用之。"但是用于头痛眩晕、胁痛，临证时必须要掌握其主证：面白、口不干或口干不欲饮、苔薄白不燥、脉沉细不数，方可大胆使用。全方刚柔相济、收散自如，既能清上，又可温下，既可扶正，又可祛邪，对于久病不已，寒热错杂，正气已伤，而邪气不实之证，用之最为妥当。每当遇到一些疑难病，年深日久，而各种治疗方法不效时，均可从厥阴经入手，以寒热错杂、虚实兼夹立论，以扶正祛邪、温寒清热为法，往往能够取得意外的效果。

### ▶ 医案

刘某，女，74 岁，新化县上梅镇滨江路人。

患者长期头痛、头晕、头部畏冷，虽大热天仍戴绒帽，起因于十余年前淋雨所致，经过无数次检查，五年前经湘雅医院确诊为血管神经性头痛，长年服西药镇痛安神，但近年来西药效果不显而转中医治疗。患者自诉：头部疼痛晕沉，发冷、发麻、发胀，若捶打或热熨，疼痛减轻。痛时欲呕，口苦口干，但不欲饮，大便秘结、小便清长、四肢不温。头痛发作时，须用棉被裹身，并加开电热毯，待头部汗出才愈。察其面色㿠白、舌质淡、苔薄白、脉沉紧，时值夏天患者仍戴绒帽，触其头部，冷汗黏手，此为寒热错杂，正虚邪恋，方用乌梅丸加味。拟方：乌梅 15g、桂枝 10g、附片 10g、干姜 6g、细辛 6g、川椒 6g、黄连 10g、黄柏 10g、人参 10g、当归 10g、法半夏 10g、全蝎 6g、天麻 15g、白术 10g、防风6g。服上方七剂，疼痛完全缓解，精神好转，转人参养荣汤加味，治疗月余，疼痛至今未发且神清气爽，活动自如。

偏头痛以青年女性居多，往往呈周期性发作，有家族史、典型性的偏头痛，在发作之前眼前有光闪动、短暂失明，发作之时一侧头部呈跳痛或钻痛，持续不解，痛过之后，一切如常。眼科检查常诊断为青光眼。此为痰瘀交阻，治当疏肝活血化痰，方用散偏汤加味。该方出自《辨证奇闻》，由川芎30g、白芷2g、柴胡3g、白芍15g、甘草3g、香附6g、郁李仁3g、白芥子9g组成，加板蓝根30g、前仁15g、地龙15g、全蝎6g临床运用。方中川芎祛风止痛，尤擅长治疗少阳两侧额部、厥阴头顶部疼痛，为君药；白芷辛香走上阳明经，助川芎止痛，为臣药；柴胡、白芍、香附疏肝解郁，为佐药。全方配伍严谨，而且在药物的选择和剂量的比例方面都别具匠心，很少有人将川芎用到30g，将白芷作为止痛药，将君药与臣药剂量之差设计到15：1，这就是散偏汤的独特之处。大剂量川芎活血止痛、辛温燥烈，具有上行之性，服药反映头痛更甚，虽有"药不瞑眩，厥疾弗瘳"的明训，但为避免给病人带来精神负担，应加用地龙15g，取其咸寒下行之性，削弱川芎燥烈之弊，以柔克刚。郁李仁配白芥子为破痰瘀对药，白芥子化痰止痛，郁李仁通肠润便，又能止痛，集破血、润燥、利水之功于一身。《珍珠囊》说郁李仁："破血润燥，专治大肠气滞燥塞不通。"《本草新编》载："郁李仁，入肝胆二经，去头风之痛。又入肺，止鼻渊之流涕。消浮肿、利小便、通关格。破血润燥，又其余技。"与白芥子为对，有很好的消痰化瘀止痛作用。

# 颈椎病篇

　　颈肩疼痛一般表现为颈项、肩部肌肉酸胀疼痛、拘急不舒。长期从事伏案工作或长时间打麻将、用电脑、开车不注意保持正确姿势的人，很容易罹患这种病。这只不过是颈椎病的一种表现形式，称为颈型颈椎病。当颈椎的生理曲线变直，椎体松动，椎间盘因磨损而突出，或者骨刺压迫一侧手臂神经时，会引起患者一侧的手臂疼痛麻木，特别是指端反应强烈，称为神经根型颈椎病。当骨刺压迫颈椎动脉时，引起患者一侧的头痛、头晕、视力下降，称为椎动脉型颈椎病。当骨刺压迫交感神经时，患者出现心慌、失眠、胸闷、咽喉堵塞不适等症状，称为交感神经型颈椎病。当椎管狭窄或骨刺压迫脊髓时，可引起患者远端肢体的肌肉萎缩，特别鱼际肌较为明显，称为脊髓型颈椎病。西医总称为颈椎病综合征，以颈型、神经根型、椎动脉型三种为多见，而且经常三种兼见。西医无有效药物，牵引也难以解决根本问题，手术效果也不理想。此病是一种退行性疾病，其本质是颈椎发生了器质性改变，多出现在中老年人身上。《黄帝内经》曰："男子四十，阴气自半也""肾主骨"。中医认为是肾气不足，肾精亏损，瘀血阻络所致，治宜补肾填精，活血化瘀，通络止痛，特别是许多动物类药物可较好地改善颈部血液循环，修复已被损伤的骨质。但在临证时，必须先辨别疾病的寒热虚实。阳虚的属寒，患者常因天气寒冷受寒而发作，表现为颈肩冷痛、拘急畏寒、四肢不温、舌淡不渴，宜用葛根汤加味。《伤寒论》葛根汤，原为治疗外感风寒表实证恶寒发热、头痛、无汗身痛、项背拘急疼痛而设。方中以葛根为君，升津达表，解肌散邪，缓解肩颈部肌肉痉挛；麻黄、桂枝发汗解表，祛除风寒；白芍、甘草生津养液，缓急止痛；生姜、大枣调和营卫。我于原方加黄芪 30g、附片 10g，益气温阳；熟地 20g 与麻黄成对，补肾温经通络；木瓜 10g、威灵仙 10g、白芍 20g、甘草 6g，缓消骨刺；鹿角霜 15g，温肾填精；蜈蚣、土鳖，活血通络；重用葛根 50g，以其甘淡之性制约诸药温燥，使之成为一首治疗寒证颈椎病的常用方，取名为颈椎病一号方：

葛根 50g、麻黄 6g、桂枝 10g、白芍 20g、甘草 6g、黄芪 30g、附片 10g、熟地 20g、木瓜 10g、威灵仙 10g、鹿角霜 15g、土鳖 10g、蜈蚣 2 条、生姜 3 片、大枣 3 枚。

头痛甚加川芎 15g、白芷 10g；头晕加天麻 15g、法半夏 10g；晕甚加白术 10g、泽泻 20g；手臂痛加片姜黄 15g、桑枝 20g；胸闷心慌去麻黄、熟地，加红参 10g、枣仁 30g、瓜蒌 15g、法半夏 10g；咽中不适加白芥子 15g、桔梗 10g、法半夏 10g。多年来用以治疗颈椎病引起的颈肩疼痛、头痛、手臂痛等数百例，取得了较满意的疗效，故将其取名为颈椎病一号方。

阴虚者内热，患者容易在春夏湿热环境中发作，除了颈肩胀痛不舒外，常身倦乏力，口苦、咽红、苔黄腻，宜用益气聪明汤加减。李东垣的益气聪明汤，党参、黄芪、炙甘草为君，甘温益气；升麻、葛根为臣，升举清阳；黄柏为佐，苦寒坚阴，泻下焦相火；白芍敛阴柔肝，蔓荆子清利头目，共为使药，共奏清阳上升、阴火下降而使耳目清明之功。本方不单治耳目失聪，而是为一切清阳下降、阴火上乘所致的病症而设，以其治疗颈椎病属于气阴两虚兼夹湿热者，加减适当，亦相吻合。原方加苍术 10g、薏苡仁 15g 与黄柏合方三妙散，祛湿清热；加木瓜、威灵仙与白芍、甘草组合以消骨刺；加蜈蚣、全蝎活血通络，组方成颈椎病二号方：

黄芪 30g、葛根 30g、白芍 20g、甘草 10g、升麻 10g、黄柏 10g、苍术 10g、薏苡仁 15g、木瓜 10g、威灵仙 10g、蜈蚣 2 条、全蝎 6g、蔓荆子 15g、党参 15g。

在颈椎病发作的时候，当以汤药为主，汤药力量雄厚而取效快，剂量宜重，以期达于巅顶。在颈椎病缓解的时候，当以丸散为主，剂量宜轻而用药宜精，以期通过长期服药，对骨质的器质性改变有所恢复，方用温补肾阳、活血通络的阳和汤改制丸剂服用，方名颈椎病三号方：

熟地 200g、麻黄 50g、肉桂 50g、干姜 50g、土鳖虫 50g、自然铜 100g、鹿角 50g、骨碎补 100g、白芍 150g、木瓜 100g、威灵仙 100g、葛根 200g、蜈蚣 30 条、当归 100g、甘草 50g、三七 100g、乌梢蛇 100g、黄芪 150g、巴戟天 100g、杜仲 100g。研末蜜炼为丸。

　　肩臂疼痛可因落枕、负重、强力牵拉、外伤、风湿等未及时治疗而造成，主要表现为肩部或肩臂部的肌肉、关节疼痛、酸胀麻木、抬举困难。倘若肩周关节僵硬，不能摸到自己的后头，为肩凝证，西医称肩关节炎，俗称五十肩，常见于50岁左右的中老年人。临证时可分为虚实两大类进行治疗。

　　属于实证的多为风寒湿气内侵，导致气滞血瘀，不能周流于肩臂，患者往往肩臂沉重、疼痛或胀痛，痛处喜温、喜按、喜捶打掐捻，夜间尤甚，遇寒加重，舌苔清白，舌质淡，脉弦紧，宜祛风除湿，散寒通络，宣痹止痛，方用蠲痹汤加味。《医学心悟》蠲痹汤中，羌活、独活、秦艽祛风祛湿，肉桂祛寒，为君药；当归、川芎、乳香、木香理气、活血止痛，为臣药；桑枝、海风藤疏通经络，为佐药；甘草调和诸药，为使药。该方祛风除湿、理气活血，为治疗风寒湿痹证的有效方剂。我在治疗肩臂痛时常常去掉方中药性下走的独活，而代之以走于臂的姜黄，改肉桂为桂枝温经通络，再将专走于臂的桑枝重用50g，使整首方剂由治疗一般的风寒湿痹变为专治肩臂疼痛的专方，药力更加集中。如果手指胀痛、屈伸不利，尤以早晨为剧者，加天仙藤15g、鸡血藤15g、威灵仙15g以行气化湿、活血止痛。其中鸡血藤活血舒筋，又善强壮补血；威灵仙祛风除湿、化痰散结。《本草正义》云："威灵仙以走窜消克为能事，积湿停痰、血凝气滞，诸实宜之。味有微辛，故亦谓祛风，然唯风寒湿三气留凝隧络，关节不利诸病，尚为合宜。"关于天仙藤的治疗作用，《本草汇言》云："天仙藤，流气活血，治一切诸痛之药也。"宋代《仁斋直指方》的"天仙散"，以天仙藤为主药，合羌活、白芷、姜黄、法半夏、白术治疗

"痰注臂痛"，可见从宋代开始，天仙藤即为治疗臂痛的要药。故我于临床时，凡见肩臂疼痛伴手指胀肿者均加大天仙藤、鸡血藤、威灵仙三味药的用量，使其疗效大增。

属于虚证的患者往往肩臂酸痛，隐隐抬举无力，劳累加重，手指麻木不仁、面色㿠白或萎黄、气短乏力、头晕目眩、舌淡苔少、脉弱无力。证属气血亏虚，不能营养经脉，方用《金匮要略》的黄芪桂枝五物汤。全方共五味药，以黄芪益气固卫为君药，桂枝通阳、运行气血为臣药，佐以白芍养血和营，使以姜枣调和营卫，令气血充盈，血脉疏通而痹证得除。但我在临床时，总觉得原方力量薄弱，因此常在原方中加当归10g、鸡血藤15g，养血活血，加附片10g温经通络，加木瓜10g、威灵仙10g缓解肌肉痉挛，加桑枝50g、豨莶草15g通经络而释麻木，用以治疗肩臂痛属于虚证者。方名加味黄芪桂枝汤：黄芪50g、当归10g、桂枝10g、附片10g、白芍20g、木瓜10g、威灵仙10g、炙甘草10g、鸡血藤15g、桑枝50g、豨莶草15g、生姜10g、大枣10g、蜈蚣2条。肩臂乃手少阳、手阳明二经所过之处，肝气郁则木克土，脾主四肢，脾气虚则痰湿内生，流于关节，而成本病内因，复加风寒雨露外袭，寒凝血滞，痰瘀胶结于肩臂。患者肩臂疼痛，肩周关节僵硬，不能抬举，舌淡苔腻，脉沉涩，临床称为肩凝证，在原方的基础上重用黄芪120g、白芍50g，加全蝎、红花、桃仁、白芥子以加强原方温阳、补气、活血、化痰、通络、搜剔止痛的作用。其中附子与白芥子配对，擅化皮里膜外之寒痰，蜈蚣与全蝎配对，可化经络中顽痰死血。

▶ **医案**

奉某，男，52 岁，水车镇人，教师。

近两个月来，患者左肩臂疼痛，肩周关节僵硬，手不能上抬，且左手拇指、食指关节疼痛，中指关节稍肿，握力显著下降，不能拿筷子吃饭，不能拿笔写字。检查血沉 27mm/h、类风湿因子阴性、血压血脂正常，脉沉缓、舌淡胖苔腻。细问，因去年冬天劳动时淋雨未及时保暖所致。此为寒湿入于筋骨，阳气受损，不能运动血行，病属肩凝证。处方：黄芪 120g、白芍 50g、桂枝 10g、木瓜 10g、威灵仙 15g、全蝎 10g、蜈蚣 2 条、附片 10g、白芥子 10g、当归 10g、红花 10g、桑枝 50g、片姜黄 15g、甘草 6g。服药十五剂，肩臂痛缓解，手能上抬，吃饭、写字自如，效不更方，只稍作调整，处方：黄芪 50g、桂枝 10g、当归 10g、白芍 20g、木瓜 10g、威灵仙 10g、蜈蚣 2 条、鸡血藤 15g、桑枝 20g、豨莶草 15g、羌活 10g、白芷 15g、甘草 6g、红花 6g。服药二十剂，未曾复发。

# 心胸部慢性疼痛篇

　　心胸部的慢性疼痛多为冠心病、心绞痛，由于冠状动脉供血不足，心肌一时性缺血、缺氧，导致胸骨后以及左臂内侧产生牵制痛。典型的心绞痛，表现为心前区突然剧烈疼痛，多为钝痛，伴有紧缩感、堵塞感，额汗出，疼痛向左肩臂反射，数秒后消失，常见于 40 岁以上的脑力劳动者。多由于情绪激动或者劳累过度而诱发。在典型的心绞痛发作之前，有的患者间或有心胸区隐痛沉闷、憋气等不适感，由于心电图检测未发现器质性改变而很容易耽误治疗，如新化商业局彭某年仅 45 岁而突发死亡，就是心肌梗死所致。因此，对于心胸部的慢性疼痛，应予以高度重视。就我的临床经验而言，冠心病、心绞痛的出现，只是疾病的结果，它的形成有一段很长时间的病理过程。许多病例可以长期处于较稳定的状态，唯有气血严重失调、痰瘀梗阻时，才演变出阵发性剧烈胸痛。该病一旦诊断清楚，痛与不痛，剧痛与隐痛，只是气血失调、痰瘀凝结演变的程度不同而已。故在治疗时，应当谨守病机，审时度势，紧紧扣住本虚标实的特点，固本不忘治标，治标不忘固本，只有处理好这对矛盾，才能从根本上治愈冠心病这个时代杀手。当患者出现心胸部不适症状时，或患者有冠心病家族遗传史，不必等典型的心绞痛发作或者心电图异常结果出现，就应该采取中药丸散积极预防，我常用黄芪500g、丹参500g、葛根500g、三七500g、白参250g研末，开水调服20g，一日一次，这就是中医的优势所在。

心绞痛在《黄帝内经·素问》中称作"卒心痛""厥心痛"。张仲景在《金匮要略》中将其称为"胸痹"，认为其病因、病机为"阳微阴弦"，即上焦阳气不足，下焦阴寒气盛，乃本虚标实之证，其症状特点有"胸背痛""胸痛彻背、背痛彻胸""喘息咳唾""短气不足以息""胸满""气塞""不得卧""胁下逆抢心"等；并指出了胸痛时有缓和、时有剧痛的特点，即"胸痹缓急"，还介绍了温阳宣痹的治疗原则和几首有效治疗方剂，至今仍有指导意义和临床使用价值。

胸痹心痛属于标实的患者往往心绞痛频发，心前区压榨样疼痛或者胸痛彻背、背痛彻胸，面色晦暗、舌淡胖、苔白腻、脉弦滑。其病机为痰阻气机和瘀血凝滞，方用瓜蒌薤白半夏汤合丹参饮加减。瓜蒌薤白半夏汤理气化痰、宽胸止痛，丹参饮理气活血、芳香止痛，合而治疗冠心病、心绞痛属于痰瘀交阻者十分有效。我在临症时紧扣"阳微阴弦"这个根本，加桂枝、茯苓温阳化痰利水，加石菖蒲、郁金宣痹止痛，加桔梗、枳壳调理气机，加三七活血，对于冠心病病机属于虚实夹杂的心绞痛十分恰当。处方：桂枝10g、炙甘草10g、茯苓15g、瓜蒌15g、法半夏10g、薤白

10g、丹参 15g、檀香 10g、砂仁 10g、石菖蒲 10g、郁金 10g、桔梗 10g、枳壳 10g、三七 10g、白芍 15g。

胸痹心痛属于本虚的，患者往往心胸隐隐作痛，气短乏力，面色不华，稍有失眠，舌质淡、苔薄、脉细弱。其病机为气血不足，不能推动血行，治当健强心脏、调其不平、益气和血、顺气活血，以补为主，以通为用，方用参三散合定志丸加味：人参 10g、田七 10g、丹参 15g、远志 10g、石菖蒲 10g、茯神 15g、香附 10g、鸡血藤 15g、桂枝 10g、炙甘草 10g、郁金 10g、琥珀 15g。方中人参大补心气，丹参、鸡血藤养血活血，田七、琥珀、郁金化瘀止痛。远志、石菖蒲、香附、茯神四味出自《千金方》定志丸，化痰开窍，调气安神，既助人参改善冠心病心肌劳损、供血不足，又助养血药作用于血管壁，缓解痉挛、溶栓止痛，加用桂枝、炙甘草温阳宣痹，推动血行，血行通畅则痰瘀可化解于无形。本方不扩张血管，以避免破气破血而损坏血小板，而是心肌、血管、神经三者兼顾，益气养血活血，以止痛为唯一目的，可持续使用。

## ▶ 医案 1

秦某，男性，76 岁，新化县上梅镇人。

患者十余年前确诊为冠心病，心电图检查 ST 段改变、T 波低平、左后壁心肌缺血梗死，血脂、胆固醇长期偏高，反复发作心绞痛，服速效救心丸、麝香心宝丸后很快缓解。近期因家事烦扰，情绪激动，心胸部隐隐闷痛，精神疲惫、睡眠欠佳、少气懒言、手足冷、舌质淡、苔薄、脉沉细，此为虚实夹杂、虚多实少，以虚为主，方用参三散合定志丸加味：白参 10g、田七 10g、丹参

15g、桂枝 10g、炙甘草 10g、茯神 15g、远志 10g、香附 10g、石菖蒲 10g、琥珀 15g、郁金 10g、鸡血藤 15g、黄芪 30、当归 10g。服药一剂心胸痛缓解，服药七剂心绞痛症状消除，后改用补肾强心药固本培元。中医传统认为"阳统于阴，心本于肾""心痹者脉不通"，而肾又为"脉之根"，所以补益法常从补肾入手，加之老年人心肾气虚或阳虚的证候常较突出，不能温煦五脏、温煦心阳，故治本时，当以补肾培元，方用：黄芪 30g、当归 10g、人参 6g、三七 10g、丹参 15g、枸杞 15g、山茱萸 10g、巴戟天 15g、仙灵脾 10g、远志 10g、枣仁 15g、麦冬 10g、五味子 6g，三十剂。并用白参 250g、三七 500g、丹参 500g、黄芪 500g、葛根 500g 研末，每次温开水调服 20g，一日一次，晨服。服后病情稳定，心绞痛基本未发作。

冠心病心绞痛，西医的常规药物是硝酸甘油片，中医每每以活血化瘀为治，救心丸、丹参滴丸为常用的中成药，该类中西药物使用方便、见效快、缓解疼痛作用大，对避免心绞痛患者猝死或者心血管的进一步损害起了重要作用。但我认为，这只是治标之法，非治本之途。瘀血阻滞或痰瘀阻滞，是心绞痛形成的标，其本是心脏阳气虚，元气推动无力，血行不畅，才导致痰瘀阻滞，引发心绞痛。《金匮要略》胸痹篇中既有理气化痰的瓜蒌薤白半夏汤以治标，又有人参汤温阳补气以治本，为我们提供了一个治疗冠心病心绞痛的标本兼治的宝贵经验。常服冠心五味散（白参、葛根、三七、丹参、黄芪），对培本固元、益气补血，改善心肌劳损，防治冠心病确有积极作用。

胸胁疼痛，常见于慢性肝炎、慢性胆囊炎，但疼痛多集中于右胁，有肝病史和胆囊炎病，更可明确诊断。又可见于带状疱疹后遗症、胁软骨炎、胸壁挫伤以及各种原因引起的肋间神经痛等。肋间神经痛的特点是沿着肋间神经的走向，从背部胸椎到前胸部，呈突发的、剧烈的放射性疼痛，多为刺痛、刀割样疼痛。中医对这种病症，主要分虚实两途辨治，实证多为肝气郁滞、瘀血阻络、痰瘀交阻，虚证多为肝阴不足、肝阳不足。

肝气郁滞证，患者往往胸胁胀痛，痛无定处，胸闷不舒，善太息，疼痛常因情绪变化而增减，舌淡脉弦，治宜疏肝解郁、理气止痛，方用柴芍疏肝散加味。本方出自《景岳全书》，由柴胡6g、白芍10g、枳壳10g、川芎6g、香附10g、陈皮10g、炙甘草10g组成，即《伤寒论》中的四逆散加味，方中柴胡疏肝，枳壳理气，白芍柔肝，炙甘草和中，白芍、炙甘草配合可缓急止痛，加香附助枳壳理气，加川芎助白芍活血，加陈皮理气化痰，使原方理气活血止痛效果更好，可广泛应用于因肝气郁结引起的各种胸胁脘腹部疼痛。若气郁化火加用左金丸（吴茱萸3g、黄连6g），肋间神经痛加玄胡10g、川楝子10g、青皮10g，胸胁挫伤加桃仁10g、红花10g、郁金10g、土鳖虫10g，软肋骨炎加三七10g、三棱10g、莪术10g、金银花15g、玄参15g、天花粉15g。

瘀血阻络证，患者胸胁刺痛，痛有定处，或痛处有瘀块，起点固定，其痛拒按，活动加剧，昼轻夜重，舌质有瘀斑，舌下静脉瘀紫，脉沉涩，治宜活血理气止痛，方用复元活血汤加味。该方出自《医学发明》，重用酒制大黄涤荡留瘀败血，柴胡疏肝理气，两药合用以攻胁下瘀滞，共为君药；当归尾、桃仁、红花活血祛瘀，消肿止痛，为臣药；甲珠软坚散结，血瘀之处必有伏阳，用天花粉消瘀、清热润燥，为佐药；甘草调和诸药，为使药。全方不在通下，而在祛瘀生新。当瘀血凝聚，常易导致气机升降失常，患者往往大便秘结，须重用大黄活血化瘀，引血下行。大便一通，则疼痛减轻大半，这是一种因势利导的治疗方法。凡是跌打闪挫，伤及身体任何部位，痛有定处，痛处拒按，疼痛较剧，均可使用，且奏效较捷。

痰瘀交阻证，患者胸胁胀痛，咳嗽痰多，每咳即牵引胁间疼痛不已，舌苔厚腻，脉滑，治宜理气化痰止痛，方用《温病条辨》香附旋覆花汤加味：旋覆花 10g、茜草 10g、薤白 10g、丹参 15g、法半夏 10g、陈皮 10g、茯苓 15g、香附 10g、薏苡仁 15g、郁金 10g、苏子 10g、白芥子 10g。方中旋覆花消痰下气，治胁下胀满，配法半夏、茯苓、陈皮、薏苡仁化痰；茜草活血止痛，配丹参、郁金理气活血止痛；薤白理气疏肝宣阳，治胸胁疼痛，配香附、苏子、白芥子理气、搜皮里膜外之痰，治疗水饮结于胁下、疼痛咳喘之痰气交阻致胸胁疼痛证。大凡神经系统疾病，中医多归于肝，《黄帝内经》曰"诸痛属肝"，临证时加用柴胡，虽非以止痛为目的，但对缓解神经痉挛有非同寻常的效果。

肝阴不足的患者，往往胁下隐痛，遇劳加重，夜间尤甚，口干咽燥，五心烦热，舌红少苔，脉细数，治宜滋阴柔肝，方用《柳州医话》一贯煎加味：沙参 15g、当归 10g、生地 20g、麦冬 10g、枸杞 15g、川楝子 6g。本方重用生地为君，滋阴补肾；沙参、麦冬、当归、枸杞为臣，配合君药滋阴养血生津以柔肝；更加少量川楝子疏肝理气为佐使。全方以滋阴柔肝为主，而起疏肝条达的作用。口苦燥者，加黄连 10g 以泄上焦郁火。柳州此方，从固本丸、集灵膏二方而来，独加少量川楝子，既可调肝木之横逆，顺其调达之性，又可防滋润之滞，是为涵养肝阴无上之良方。苟无停痰积饮，此方最有奇功。过用大量疏肝利胆、理气活血、清热利湿、软坚散结之药的患者，肝阴受伤，易见此证，不能按照常规再行峻猛开破、芳香温燥之药，必须大力滋阴养血，以柔肝固本为主，少佐条达，方不致误。一贯煎的创制为我们提供了一条重要的思路。

肝阳不足的患者，往往胁下隐痛，遇劳加重，形寒畏冷，面色㿠白，舌淡胖，脉沉弱，治宜养血柔肝，温阳散寒，宜用《景岳全书》暖肝煎加味。方中当归、白芍、枸杞、山茱萸养血柔肝，肉桂、茴香、沉香、何首乌理气止痛、温阳散寒，茯苓、生姜渗湿散寒，共奏养血柔肝、温阳散寒、理气止痛的功效。

胸胁疼痛初起者多实，日久者多虚，而虚非纯虚，往往虚中夹实，邪少虚多，须在辨证准确的基础上，根据不同病证加入有针对性的药物。

▶ **医案2**

吴某，男，90 岁，新化县上梅镇人。

患者于一个月前左侧胸胁部出现红色疮疹，疼痛难忍，局部灼热。经西医诊断为带状疱疹，予以阿昔洛韦、罗红霉素等消炎抗病毒治疗，红疹消退，但胸胁部仍灼热疼痛，昼轻夜重，大便秘结、口干口苦，曾服中药龙胆泻肝汤加味，症状无缓解，故来求诊。症见患者脸色红润，神志清爽，但声低气短，左胸胁疼痛，拒按，灼热难忍，咳嗽引痛更甚，大有求死之意，脉弦滑、舌红无苔。细询，口苦口干不欲饮、大便秘结、小便短赤，此为带状疱疹病毒侵犯肋间神经，气阴两虚、瘀血阻络、痰气交阻，拟复元活血汤合瓜蒌陷胸汤加味。处方：柴胡6g、当归尾10g、桃仁10g、红花10g、天花粉15g、甲珠10g、（酒）大黄10g、白芥子10g、郁李仁15g、瓜蒌15g、法半夏10g、黄连6g、西洋参6g、麦冬10g、白芍20g、炙甘草10g。服药三剂，胸胁痛缓解，泻下污水约1 000 mL，患者问：服药后腹泻，可继服否？我说这是一种因势利导的治法，腹泻是为引血下行，大便一通则疼痛减半，是病势缓解，一般不会造成泻下不止，切不可优柔寡断，错失良机。继服前方四剂，胸胁痛已愈，后改用一贯煎加味，滋阴柔肝、顺其条达之性。处方：沙参15g、麦冬10g、枸杞15g、生地15g、石斛15g、川楝子6g、郁金10g、白芍15g、甘草6g、天花粉15g、玫瑰花15g、瓜蒌15g、浙贝15g、当归尾10g。调养半月，康复如常。

# 腰腿疼痛篇

　　腰腿疼痛常见于中老年人和体质虚弱之人，如果没有伴随腿胫浮肿，多为骨骼系统的退行性病变。开始发生时，只是一般的腰肌劳损，以腰部酸软酸胀为主，不能任力，喜欢坐卧，喜温喜按，久立行走加剧，天气变化时加剧。年深日久，则可查出骨质增生、椎间盘突出或膨出等器质性病变，疼痛可由局部腰痛延伸到腿部，引起一侧腿部酸胀疼痛，特别是腓肠肌酸胀明显。如果腰椎的改变压迫了坐骨神经，则沿着坐骨神经的走向，从臀部开始一直到脚后跟，发生剧烈疼痛，影响工作和生活。此病多为虚实夹杂，中老年人肾气转衰，督脉虚损，耐劳、耐寒等适应气候变化的能力下降，瘀血阻滞于经络，在治疗方面必须考虑扶正与祛邪两个方面。《千金要方》独活桑寄生汤扶正祛邪，对中老年人腰腿疼痛、脚软乏力有良好的效果。这首方以八珍汤为基础，加祛风、祛寒、补肾的药，以补为主，兼以祛邪，药味平和，临床应用加黄芪、木瓜、威灵仙、续断，十分适合中老年人腰腿疼痛，同时也为风寒湿痹常用之方：独活 10g、秦艽 10g、桂枝 10g、防风 10g、桑寄生 15g、杜仲 15g、牛膝 15g、熟地 15g、细辛 6g、当归 10g、川芎 10g、白芍 15g、茯苓 15g、党参 15g、炙甘草 10g。

▶ **医案 1**

刘某，女，50 岁，新化县上梅镇白塔村人。

患者腰腿疼痛三年，曾在娄底地区人民医院、湘雅医院检查，诊断为腰椎骨质增生、腰椎间盘突出，服西药及中药丸剂，疗效不显著。这次因在家劳动时腰痛难忍、行走困难，故前来求诊。察其面色不华、脉缓濡、舌质淡、苔薄黄，诊断为气血不足、肾气亏虚、寒湿阻络。处方：独活 10g、秦艽 10g、黄芪 30g、当归 10g、杜仲 15g、白芍 15g、桂枝 10g、木瓜 10g、威灵仙 15g、党参 15g、桑寄生 20g、细辛 6g、牛膝 15g、甘草 6g。服药十五剂，腰腿痛减轻，能下地劳动，后改用丸剂，以固疗效。处方：黄芪 150g、当归 100g、熟地 150g、川芎 100g、白芍 100g、人参 50g、白术 100g、茯苓 100g、肉桂 30g、杜仲 100g、独活 100g、秦艽 50g、木瓜 100g、威灵仙 100g、蜈蚣 30 条、土鳖虫 50g、海马 50g、牛膝 100g、细辛 30g、补骨脂 100g、三七 100g、鹿角 30g、骨碎补 100g、续断 100g、甘草 50g。研末炼蜜为丸，每日 2 次，每次 20g（约 50 粒），服丸药月余，疼痛缓解，至今腰腿痛未再犯，能正常在菜地劳作。

腰腿痛初起时，疼痛并非长年都有，只在劳累或气候变化时发生，多为肾气不足，不能耐劳和适应气候的变化，西医检查为腰肌劳损，宜用青蛾丸加味。处方：补骨脂10g、杜仲15g、黄芪30g、当归10g、白芍15g、鸡血藤15g、续断15g、木瓜10g、威灵仙15g、甘草6g、豨莶草15g、桑寄生15g、骨碎补15g。全方补肾强腰，通经活络。

腰痛日久，经年难以缓解，多为腰椎发生器质性改变，宜用阳和汤加味。处方：熟地20g、巴戟天15g、麻黄6g、鹿角霜15g、肉桂6g、补骨脂15g、杜仲15g、土鳖虫15g、自然铜15g、白芍20g、木瓜10g、威灵仙15g、甘草6g。本方有很好的修复骨质的作用，能够延缓和阻止腰椎病的进一步发展，全方温补肝肾、强筋壮骨、活血消瘀、通经活络，纯属以通为补，而无滞补之弊。

闪挫腰痛的特点是陡然而起，疼痛剧烈，或为胀痛或为刺痛、钝痛，活动受限，宜用升麻四逆散加味。处方：柴胡6g、白芍15g、枳壳10g、升麻10g、乳香10g、没药10g、骨碎补15g、香附10g、玄胡10g、桃仁10g、红花10g、甘草6g、甲珠10g。全方理气活血，破瘀通络，对急性腰扭伤疗效极佳。

▶ 医案2

唐某，男，50岁，新化某学校教师。

患者素体肥胖，因弯腰拾地上东西而腰痛剧烈，不可活动，用座椅抬来求诊，症见呻吟不止、腰痛不可俯仰、脉弦涩、苔薄质淡，诊为闪挫腰痛，处方：柴胡6g、白芍15g、枳壳10g、升麻10g、乳香10g、没药10g、红花10g、桃仁10g、玄胡10g、香附10g、骨碎补15g、甲珠10g、甘草6g。服药一剂痛缓，二剂痛除，活动正常。

　　还有一种严重的疾病，是类风湿脊柱炎，又称强直性脊柱炎，以青年男性为多见，一旦患病，则旷日持久，难以治愈，而且脊椎逐节发生骨质增生，渐至脊梁弯曲、变形。这个病的显著特点是腰椎晨起僵硬，活动一阵才能松懈，称为"晨僵"，用激素、雷公藤制剂都只能缓解一时，而且副作用大，会加重骨质损坏。我常用桂芍知母汤合止痉散加味，效果较好。长期服用，直至痊愈，也没有发现副作用。处方：桂枝10g、白芍20g、知母10g、蜈蚣2条、全蝎6g、麻黄6g、附片10g、细辛6g、木瓜10g、威灵仙15g、乳香10g、狗脊15g、甘草6g、水牛角30g。

▶ **医案3**

　　吴某，男，23岁，新化县维山乡人。

　　患者腰脊痛半年，由于年轻、体壮，没予以注意，往往劳累或运动汗出后，腰脊痛症状减轻，近月来晨起腰部僵硬，须活动好一会儿才缓解，因腰脊痛症状加重而来求诊。患者体健肌壮、大小便正常、脉沉缓、舌质淡胖、苔薄白，诊断为强直性脊柱炎。拟方：桂枝10g、白芍15g、知母10g、麻黄6g、附片10g、细辛6g、木瓜10g、威灵仙15g、甘草6g、蜈蚣2条、全蝎6g、狗脊15g、水牛角30g、乳香10g。服药十五剂，清晨腰部僵硬症状减轻，腰脊痛程度减轻，继以温经通络、散寒祛湿，两个月后诸症消失，腰杆挺直，检查肝功能正常。

# 关节炎篇

    四肢关节肌肉疼痛和身体疼痛，多见于风湿性关节炎和类风湿关节炎，中医称为痹证。《黄帝内经·素问》曰："风寒湿三气杂至，合而为痹也。风气胜者为行痹，寒气胜者为痛痹，湿气胜者为湿痹。""其热者，阳气多，阴气少，病气胜，阳遭阴，故为痹热。"《黄帝内经·素问》将痹证分为风寒湿热四种，在临床上一直具有指导意义，后世又将难以治愈、迁延经年的痹证，称为顽痹。类风湿关节炎以手指小关节红肿热痛甚至关节肿大变形而与风湿性关节炎相鉴别。痹证虽分为五种，但往往不能严格区分，大部分患者是风寒湿合至，临证时只能区分偏热、偏寒、偏湿的不同，在治疗时要抓住痹证的病机为络气空虚、三气杂至、经络痹阻，治宜温经通络、宣痹止痛，方用黄芪五物汤加味：黄芪20g、桂枝10g、白芍15g、生姜10g、大枣10g、炙甘草10g、木瓜10g、威灵仙15g、苍术10g、黄柏10g、豨莶草15g、徐长卿15g、薏苡仁15g。偏热者关节红肿热痛，苔黄腻，原方加石膏30g、茵陈 15g、土茯苓 20g；偏寒者关节冷痛，遇寒加剧，口淡不渴，脉沉细，原方加制川乌 10g、制草乌 10g、细辛 6g、蜈蚣 2 条；偏湿者关节沉重疼痛，舌苔黄白相兼，原方加萆薢 10g、防己 10g、独活 10g、秦艽 10g、地龙 15g。手指肿胀疼痛，须加用藤类药物（因手指位于四肢之末，而藤类药物善补四肢经络），如鸡血藤、忍冬藤、络石藤、钩藤等。足大趾第二关节或踝关节红肿热痛、尿酸偏高者多为痛风，乃为湿浊瘀结，留滞体内所致，治宜排浊化瘀，方用四妙散加味。处方：苍术 10g、黄柏 10g、薏苡仁 15g、木瓜 10g、萆薢 15g、威灵仙 15g、土茯苓 20g、贯仲 15g、土鳖虫 10g、蜈蚣 2 条、僵蚕 10g、水牛角 30g、生地 20g。另外用百合、土茯苓、前仁各 30g，熬水当茶饮，患者当大量排尿，病情很快能够被控制住。

足趾痛发作可出现在任何一个脚趾头上，这很可能是血栓闭塞性脉管炎初起，失治日久，脚趾将变紫发黑、溃烂，古代叫"脱疽"，又叫"脱骨疽"，必须早治疗，当解毒活血，宜用四妙勇安汤加味。方用：金银花 50g、玄参 50g、当归 50g、甘草 20g、甲珠 10g、红花 10g、地龙 15g、鸡血藤 15g、黄芪 30g、石斛 20g、土鳖虫 10g、蜈蚣 2 条、白薇 15g。四妙勇安汤出自《验方新编》，主治脱骨疽，症见患肢红肿热痛、溃烂腐臭。方中重用金银花清热解毒，为君药；玄参解毒滋阴，为臣药；当归活血散瘀，其性温，可制约君臣药之苦寒，以免寒凉过度，为佐药；甘草调和解毒，为使药。全方清热解毒、活血止痛。本方作用于血管，有消炎镇痛、消除水肿、缓解痉挛的作用，对于冠心病、心绞痛属于热证者亦有显著疗效。在原方中加黄芪补气以利于行血，加石斛滋阴而濡润脉道，加甲珠软坚散结，加土鳖虫活血通络、搜剔瘀血，加白薇通络以达四肢末端，用于治疗血管炎、下肢静脉曲张、痛风等属于热证者均有较好的疗效，并且还有降脂、抗血凝的作用。

## ▶ 医案

李某，男，54 岁，新化县龙溪铺人。

患者左下肢足趾溃烂流脓、灼热疼痛，经南京中医学院附属医院检查，诊断为血栓闭塞性脉管炎，需截肢治疗，患者惧怕而转求诊治。症见患者脸色暗黑，左足趾第三、四趾青紫溃烂、流脓水、灼热疼痛，行走极为困难，脉沉缓、苔薄白、舌质紫暗而润，诊断为脱骨疽，方用四妙勇安汤加味。处方：黄芪50g、当归30g、金银花50g、玄参50g、甘草20g、甲珠10g、土鳖虫10g、蜈蚣2 条、地龙15g、白薇15g、石斛20g、鸡血藤15g、红花10g。连服三十剂，足趾皮肤转红，溃疡已愈，继服前方两月余，患者疼痛消除，行动正常，足趾皮肤恢复正常而停止治疗。

# 痛经篇

痛经是妇科常见病，特别是青年未婚女性，发病率很高，临床以经前或经期少腹及腰部疼痛为主证，多为肝郁血瘀、气血运行不畅所致。对于未婚女性，只要月经周期正常，只需在经前服用佛手蛋 3~5 个即可，该方对于原发性痛经效果很好。

佛手蛋：当归 30g、川芎 15g、大枣 10 个、鸡蛋 1 个、红糖 30g、生姜 3 片、黑豆 30g。其中，当归与川芎配合，古称佛手散，有活血通经的作用；大枣、黑豆出自陆九芝的《世补斋医书》，方名坎离丸，专补肝肾真阴；再加生姜温寒以助芎归活血，加红糖活血补血，加鸡蛋补虚。煮熟后吃蛋喝汤，可有效缓解痛经。

月经周期正常或前后不准，小腹疼痛较为严重，伴有烦躁、乳房胀痛、口苦苔黄、脉弦数，宜用丹栀逍遥散合金铃子散，此类痛经属于热证，为肝经郁火所致。方中以柴胡疏肝解郁，白芍、当归柔肝活血，白术、茯苓健脾渗湿，以土侮木，牡丹皮、栀子清肝泻火，玄胡、川楝子理气止痛，甘草调和药性。方中白芍必须酒炒，遵循古法，否则效果大打折扣。处方：柴胡（酒炒）6g、白芍 15g、当归 10g、白术 10g、茯苓 10g、牡丹皮 6g、栀子 10g、川楝子 10g、玄胡 10g、甘草 6g。瘀块多加蒲黄 10g、五灵脂 10g，乳房胀痛加蒲公英 15g、郁金 10g、香附 10g，月经排出不畅加红花 10g、刘寄奴 15g、卷柏 10g。

如果经行错后，经色暗且夹有血块，经将行少腹剧痛，唇青面紫，汗出肢冷，舌淡胖，脉弦紧，宜用温经汤合失笑散，此类痛经属于寒证，为阴虚血寒、血虚夹瘀所致，方中吴茱萸、桂枝、党参、甘草益气温阳、通利血脉，当归、白芍、阿胶、牡丹皮养血调经、活血祛瘀，法半夏、麦冬、生姜降逆止呕，共奏温寒补血、活血祛瘀之功。《金匮要略》曰："妇人年五十，所病下利数十日不止，暮即发热，少腹里急，腹满，手掌烦热，唇口干燥，何也？师曰：此病属带下。何以故？曾经半产，瘀血在少腹不去。何以知之？其证唇口干燥，故知之。当以温经汤主之。"方剂后的说明中进一步指出："亦主妇人少腹寒，久不受胎；兼取崩中去血，或月水来过多，及至期不来。"从原文来看，《金匮要略》中所说的温经汤并非只治一病一症，只要是瘀血在少腹不去、"少腹寒"（即我们现在所诊的宫寒证），本方均可使用。也就是说，凡是少腹疼痛，属瘀属寒的，均可考虑使用。对妇科慢性盆腔炎、卵巢囊肿、子宫肌瘤、不孕症、宫外孕、习惯性流产、子宫内膜异位、盆腔瘀血症等灵活运用都有良效。处方：吴茱萸 6g、桂枝 10g、党参 15g、甘草 6g、当归 10g、川芎 10g、白芍 15g、阿胶 15g、法半夏 6g、麦冬 10g、五灵脂 10g、蒲黄 10g、香附 10g、生姜 3 片，牡丹皮 10g。

体质肥胖，平时白带量多，经行不畅而少腹疼痛，乃为痰湿瘀滞胞宫，治宜温肾健脾、疏肝化痰，方用当归芍药散合二陈汤加味。《金匮要略》"妇人杂病"篇曰："妇人腹中诸疾痛，当归芍药散主之。"这首方仅六味药，由当归、白芍、川芎、茯苓、泽泻、白术组成，紧扣养血和肝、健脾化湿两个环节，为调经治带的祖方，临床应用得灵活，确实能取得很好的疗效。二陈汤为化痰的祖方。两方组合，对于肝脾不和而致血行不畅、水湿内停的病症较为适合，临证时如果痛经兼有白带量多清稀、肢体畏寒、舌质淡胖、苔白、脉沉迟等阴虚有寒湿兼夹时，加附片10g、党参15g、炙甘草10g，以增加温寒化湿的作用，即合用《金匮要略》的附子汤。

如果月经干净后，少腹绵绵而痛，脉虚细，此属经后肝血空虚，筋脉失养之故，宜用胶艾四物汤合金铃子散，补肝养肾、养血止痛。处方：阿胶30g、艾叶10g、当归10g、白芍15g、川芎10g、熟地15g、香附10g、川楝子6g。妇女以血为本，月经之后，血海空虚，体弱之人肝血失养，容易出现少腹绵绵作痛，养肝益血、调补冲任是解决问题的根本方法。加少量川楝子疏肝止痛，加香附通行十二经，加艾叶温暖子宫，有助于肝气的舒展，为阴中求阳之意，迎合"肝为刚脏，体阴而用阳"的特性。

此外还有一种痛经，腹痛多发于行经的第二、三天，有大小不等的瘀块及膜状物随经血脱落而出，腹痛剧烈，待块状物排出后，腹痛渐缓，称为"脱膜痛经"，多发于未婚青年女性。治当活血化膜、理气止痛，方用《医林改错》的血府逐瘀汤加味。处方：柴胡6g、白芍15g、枳壳10g、当归10g、川芎6g、桔梗10g、桃仁 10g、红花 6g、五灵脂 10g、蒲黄 10g、香附 10g、玄胡 10g、甘草 6g。血府逐瘀汤由桃仁四物汤合四逆散加桔梗、牛膝而成，用以治疗胸中血府血瘀所致诸症，去其牛膝、生地是因为这两味药有滋腻碍胃之嫌，加失笑散、玄胡、香附通利血脉、逐瘀止痛，全方活血化瘀而不伤血，疏肝解郁而不耗气，故适用于未婚女性"脱膜痛经"。

## ▶ 医案

刘某，女，17 岁，新化一中学生。

患者自 13 岁来月经以来，每次在月经的第一天都腹痛不已，无法上课，须卧床休息，月经周期尚准，经期五天，有少量血块，曾服过数十剂中药和消炎止痛西药，不见疗效。察其面色无华、苔薄黄、舌质暗红、脉弦滑，证属肝经血热，气机阻滞。处方：柴胡 6g、白芍 15g、当归 10g、白术 10g、牡丹皮 6g、栀子 10g、香附 10g、玄胡 10g、甘草 6g、茯苓 15g、女贞子 15g、旱莲草 15g、菟丝子 15g。开方七剂，并嘱其在经前五天，每天服佛手蛋 1 个，汤液送服。服完七剂后，月经已行，幸运的是，这次月经来潮时，只有轻微腹痛，能照常上课。因思患者正处青春发育期，加之学习负担过重，冲任失调、肝血不足，治用疏肝养血、调理冲任之法。处方：柴胡 6g、白芍 10g、当归 10g、白术 10g、茯苓 15g、女贞子 15g、旱莲草 15g、菟丝子 15g、何首乌 15g、香附 10g、甘草 6g、黑豆 10g、大枣 5 枚。于每月经前 15 天服用，连服三个月，痛经完全消失且面色红润。

# 慢性鼻炎篇

慢性鼻炎，主要包括单纯性鼻炎、鼻窦炎、过敏性鼻炎、萎缩性鼻炎四种。单纯性鼻炎、鼻窦炎是儿童和青少年最容易罹患的急病，并且多发于南方气候炎热潮湿地区，一旦治疗不当，由急性转为慢性，会导致慢性、急性交替发生，缠绵不已，直到成年之后才能休止。对于孩子的学习、成长均有不良影响。这两类鼻炎在临床上可分为寒热两类统一论治。

寒阻肺窍，则鼻流清涕、鼻塞，受寒加重；舌淡苔白；脉浮缓或浮紧，时间一久，鼻甲增厚，鼻塞严重，睡觉时常以口代鼻呼吸，鼻涕量多。《黄帝内经》称作"鼻渊"，治宜温肺散寒、化痰止涕，方用麻黄附子细辛汤合苍耳子散加鱼脑石、桔梗、蝉蜕、僵蚕、甘草。热阻肺窍，则鼻流浊涕或清浊相混，白多黄少，黏稠难出，气味腥臭，舌苔黄，口渴，脉浮数，常因感受风热而诱发，治宜辛凉清热、开宣肺窍，方用银翘散合苍耳子散加蝉蜕、黄芩。寒阻肺窍，鼻涕色清，其辨证要点在"色白"二字；热阻肺窍，鼻流浊涕，其辨证要点在"色黄"二字，二者均为单纯性鼻炎、鼻窦炎的必然症状，均可以用苍耳子散，无论是属寒、属热，都可以在此基础上加减，使之更加符合辨证论治的要求。因此苍耳子散是治疗各种鼻炎的基本方，该方出自《济生方》，由苍耳子 15g、辛夷 10g、白芷 10g、薄荷 10g、细辛 3g 组成。方中苍耳子散寒祛湿，辛夷祛风通窍，为君药，两味药均为治疗鼻病不可挪移之品；白芷通窍止痛，薄荷疏散风热，为臣药；加葱白辛温解表利窍，细辛苦寒入少阴经，清利头目，为佐使药，组合成方，治疗肺窍为风寒、风热所阻引起的鼻炎。如果是风寒感冒诱发鼻炎，症见头痛，鼻塞，畏寒，鼻流清涕、色白，可加杏苏散或三拗汤温肺散寒，处方：苍耳子 10g、辛夷 6g、白芷 6g、薄荷 6g、蝉蜕 6g、苏叶 10g、杏仁 10g、桔梗 10g、葱白 5 根、茶叶 10g、前胡 10g、甘草 6g。鼻塞严重者加麻黄 6g。如果是风热感冒诱发鼻炎，症见头痛，发热，鼻塞，咽痛，咽喉充血，鼻流浊涕、色黄，可加金银花、连翘、菊花、黄芩、桔梗、甘草、石膏、板蓝根辛凉清热解毒、宣肺利窍，处方：苍耳子 10g、辛夷 6g、白芷 6g、薄荷 6g、金银花 10g、连翘 10g、桑叶 10g、蝉蜕 6g、桔梗 10g、菊花 10g、板蓝根 10g、杏仁 10g、黄芩 10g、甘草 6g。热象严重者加石膏 15g 以清肺胃之热。这两类鼻炎，无论属寒属热，在汤剂折其大半之后，宜作丸剂长期久服，培土生金、宣肺利窍，处方：黄芪 100g、太子参 100g、白术 50g、茯苓 100g、法半夏 30g、陈皮 30g、防风 50g、白芷 100g、辛夷 50g、苍耳子 100g、菊花 100g、桔梗 30g、桑叶 50g、蝉蜕 30g、僵蚕 50g、鱼脑石 50g、浙贝 100g、黄芩 50g、甘草 50g。研末炼蜜为丸，每日 2 次，每次

6g，连服三个月，往往能断根。

过敏性鼻炎以鼻塞、鼻痒、打喷嚏、流清涕为主要症状，在气候变化、节气交替时，属于呼吸道过敏体质的人容易罹患这种疾病，严重者一年四季均可发生，苦不堪言。临床上，要抓住肺气虚、卫外不固之根本，结合过敏黏膜充血之标，采用玉屏风合脱敏煎、苍耳子散标本兼治，益气固表、清热脱敏。处方：黄芪15g、防风6g、白术10g、银柴胡6g、乌梅10g、五味子6g、苍耳子10g、辛夷6g、白芷10g、薄荷6g、甘草6g、僵蚕10g、蝉蜕6g、葱白5根、桑叶10g。疗效甚佳。

萎缩性鼻炎在《黄帝内经》中称作"鼻槁"。临床常见鼻腔内干涩、发痒发痛，鼻黏膜萎缩，无涕或少量鼻涕，有的患者鼻臭难闻，秋冬易发，妇女居多。该病基本属于热证，可分为肺热与肺阴虚两大类。急性期以肺热为主，患者鼻干、发热口渴、舌红苔黄、脉洪数；慢性期以肺阴虚为主，患者鼻干涩、舌红少苔、舌质干瘦、脉细数，均可用清燥救肺汤加减。《医门法律》清燥救肺汤的主证是感受秋燥之邪，身热头痛，干咳无痰，借用以治疗萎缩性鼻炎，以北沙参代替党参，桑葚代替麻仁，再加玉竹、石斛、百合养阴润肺。北沙参较之党参力专而凉润之性更适宜本病，桑葚配桑叶，两滋肺肾，又可润肠。萎缩性鼻炎燥热与阴虚的病机总是同在，即使在慢性期也须清热养阴并用，可长期服清燥救肺汤直至痊愈。处方：北沙参20g、麦冬15g、杏仁10g、石膏15g、玉竹15g、百合15g、石斛15g、枇杷叶10g、桑葚10g、桑叶10g、阿胶10g、炙甘草10g、苍耳子10g、辛夷10g。

▶ 医案 1

杨某，男，10 岁，新化县上梅镇二小学生。

患者从三岁起即患慢性鼻炎，时好时发，本次因感冒诱发已经十天，鼻中流涕，清浊相兼、色白，睡觉时因鼻塞以口呼吸，时有鼾声，鼻翼肥大，头痛，以前额为甚，舌质淡，苔薄黄，脉浮数，处以杏苏散合苍耳子散辛温宣肺、开窍止流。处方：辛夷6g、苍耳子10g、苏叶6g、白芷6g、杏仁10g、桔梗6g、防风6g、荆芥6g、桑叶10g、细辛3g、薄荷6g、菊花10g、甘草6g、葱白3根、茶叶6g。服药七剂，头痛已愈，鼻涕减少，鼻塞开通，已无鼾声，但仍鼻流浊涕，咳嗽痰黄，原方去细辛，加黄芩10g、浙贝10g。服药十剂，症状消失。

▶ 医案 2

吴某，女，45 岁，新化县炉观小学教师。

患者头痛十余年，终日前额昏痛，记忆力下降，中医、西医，县里、省里医院治疗，少有疗效，头痛仍时好时坏，无明显改善，亦未继续恶化，经人介绍而来求诊。察其面色，无明显痛苦病容，细询痛处以前额正中明显，偶有鼻塞鼻涕，嗅觉减退，头部CT显示额窦炎，舌质淡，苔薄黄，脉弦滑。处方：辛夷10g、苍耳子15g、白芷6g、细辛6g、僵蚕10g、蝉蜕10g、防风10g、葛根15g、黄芩10g、桑叶10g、菊花10g、葱白5根、茶叶10g。服药七剂后复诊，头部昏痛明显减轻，药已对症，继服前方加天麻15g、法半夏10g，祛风化痰。服药二十剂后头痛症状消失，十余年宿疾皆因诊治不明所致。

# 慢性咽炎篇

慢性咽炎主要表现为长期咽中不适，有异物感，吞吐不出或咽痛，有少量痰，晨起为重，受凉加重，有的与情绪波动相关联。检查可见咽部黏膜充血肥厚，咽后壁或咽侧囊有颗粒状或片状隆起的淋巴滤泡。《金匮要略》所说的"妇人咽中如有炙脔"，以及后世所说的"梅核气"，都形象地说明了本病咽部梗阻不舒的一个特征。本病病机大部分为痰气交阻，但痰有寒痰与热痰之分。

偏于寒痰的，临床见痰稀色白、口不渴、舌质淡胖、苔薄白，治宜温燥化痰理气，方用厚朴半夏汤加味。该方出自《金匮要略》，由厚朴10g、茯苓10g、法半夏10g、生姜10g、苏叶5g组成。方中法半夏化痰降逆气，为君药；厚朴除满下滞气，茯苓渗湿宁心气，为臣药；生姜散浊气，苏叶舒肺气，为佐使药。诸药合用，共奏化痰散结、行气降逆之功。张仲景在《金匮要略》"妇人杂病"篇曰："妇人咽中如有炙脔，半夏厚朴汤主之。"适合病机为痰气交阻，稍偏于寒。慢性咽喉炎之非急性发作者，咽喉壁色白不红，有滤泡，其内在因素亦常与情绪及免疫功能有关。在临床使用时，常加逍遥散疏肝健脾，加交感丸安心宁神，加白芥子、郁李仁活血化痰。处方：柴胡 6g、白芍 15g、当归 10g、白术 10g、茯神 15g、香附 10g、白芥子 10g、郁李仁 15g、法半夏 10g、厚朴 10g、苏叶 6g、生姜 10g、薄荷 6g、甘草 6g。

偏于痰热的，临床见舌质红、苔薄黄、口微渴、咽喉红肿、隐痛，治当化痰清热、养阴解毒，方用沙银甘桔汤合铁笛汤加减。处方：沙参 15g、金银花 10g、桔梗 10g、玄参 15g、蝉蜕 10g、木蝴蝶 10g、浙贝 10g、法半夏 10g、黄芩 10g、桑叶 10g、麦冬 10g、杏仁 10g、芦根 15g、甘草 10g。方中 14 味药，桔梗、甘草宣肺祛痰、清热利咽；沙参、玄参、麦冬滋阴降火；黄芩清肺热；金银花、蝉蜕、桑叶、芦根清热解毒而不伤阴；法半夏、浙贝、杏仁化痰降肺气；木蝴蝶清肺养阴，与蝉蜕、芦根、玄参、桑叶相配是治疗咽喉疼痛、声嘶的有效配方，我为之取名铁笛汤而常用于咽痛患者。本方立意于清热解毒、利咽降火、滋阴化痰，适合于江南沿海一带大部分患者。

长期咽喉干痒疼痛，日轻夜重，察之咽喉，干红不肿，称为"阴蛾"，当滋阴补肾、引火归元，宜用引火汤加味。引火汤出自《辨证录》，方中大剂量熟地（30g）填补真水；麦冬、五味子滋阴润肺金，俾金能克木生水；茯苓直入中宫，为浮越之火下行开通道路；巴戟天温肾、引火归元。此方不用引火归元之圣药附桂，而用巴戟天，是因为附桂虽引火于一时，但耗水于日后，而巴戟天则既能引火又能补水，陈氏制方用心之精，令人折服。原方主治阴娥、咽喉疼痛、咽喉干红。曾有患者邓某患慢性咽喉炎十余年，常年咽喉不适，如有物阻吞咽不下，喉干咽痒，日轻夜重，严重影响工作和休息。察其咽喉干红、苔薄黄、脉滑数，细思咽喉为"至阴之地"，患者咽喉干红，病属"阴蛾"，为阴虚痰热，虚火上浮所致。处方：熟地 20g、巴戟天 20g、麦冬 10g、五味子 10g、茯苓 15g、玄参 20g、法半夏 10g、浙贝 10g、桔梗 10g、甘草 10g、僵蚕 10g、蝉蜕 10g、木蝴蝶 10g。服药月余，十余年顽疾康复。

咽喉之证，有虚有实，虚者多由于肾水不足，虚火上浮；实者多由于风火痰郁。治虚当补肾填水、引火归元；治实当疏风清热、化痰解郁，方用《咽喉秘集》六味汤。方中桔梗、甘草清利咽喉，薄荷、僵蚕利咽散结，荆芥、防风疏风解表，诸药合用，共奏清利咽喉、疏风散邪之功，适用于风寒郁闭于咽喉所引起的咽喉疼痛等证。其辨证要点在于疾病初起，咽喉不红、口不苦不渴、舌淡苔薄白，即使咽喉疼痛剧烈，或发热恶寒，出现高热，只要以上证候仍在，就说明风寒尚未化热，就可用本方解表清热，断不可用苦寒清热之品，以免邪气冰伏于里，不能透发，变生他证。

慢性扁桃体炎患者以小儿居多。一般扁桃体肿大、颜色发红，咽喉时感不适，偶尔干咳，声音短促，听者感觉难受，小儿经常出汗，以头颈部为多，大便干、小便黄、舌质干红。辨证以阴虚内热者居多，宜泻热滋阴、降火散结，方用沙参麦冬汤合泻白散加味。处方：沙参 10g、麦冬 10g、桑皮 10g、地骨皮 6g、桔梗 6g、法半夏 6g、黄芩 10g、蝉蜕 6g、牛子 10g、杏仁 10g、浙贝 10g、玄参 10g、甘草 6g。本方沙参、麦冬滋阴润肺，桑皮、地骨皮、黄芩清泻肺热，牛子、浙贝、法半夏化痰散结，桔梗、甘草利咽止痛，玄参滋阴解毒，杏仁、蝉蜕宣肺散郁，诸药合用，共奏清热滋阴、解毒散结之功，适合于肺热阴虚证。慢性扁桃体炎患儿，晚上睡觉时汗多，腠理疏松，抵御风寒的能力差，加之内伏火特别容易被外邪诱发急性扁桃体炎，一旦发作则出现高热，常在39℃以上，用抗生素治疗，往往几天高热不退，用银翘散之类辛凉解表中药，也无疗效。临证时，我们要仔细辨认，一是虽是高热，但无头痛、咳嗽、鼻塞、微汗出等外感风热表证，用银翘散辛凉解表无效；二是发病部位在咽喉，用药必须升清降浊、清解郁热。蒲辅周老先生认为升降散及其衍生的15首治疗瘟疫的方剂，对治疗热性病有重要作用，"瘟疫之升降散，犹如四时温病之银翘散"，"其名曰升降散，盖取僵蚕、蝉蜕升阳中之清阳，姜黄、大黄降阴中之浊阴，一升一降，内外通和，而杂气之流毒顿消矣"。受此启发，我拟方如下：僵蚕10g、蝉蜕6g、大黄10g、姜黄10g、水牛角20g、金银花10g、连翘10g、竹叶10g、石膏15g、柴胡6g、板蓝根15g、薄荷6g、甘草6g。往往一剂热退，再剂而安。可见治病不能囿于病名，而要看所用方药与病机是否吻合。

小儿慢性扁桃体炎，反复急性发作，引起高热不退，临床所见极多，每次发作动辄39℃以上，用抗生素往往一周左右才能退热，而对症用升降散加味的患儿，只需一两剂即热退身凉。这类小儿，大部分属于火体，病机是阴虚内热，这可能与营养过剩或营养失调有关。一些家长看到小儿汗多、时有咳嗽、常发高热，以为是身体虚弱所致，常给小儿服用治虚汗的补药，如黄芪制剂之类，或注射提高免疫功能的药物。这个是误区，不但无效而且有害，因为这些药物助长了内热，容易激活慢性炎症。中医的治法应当以滋阴清热为主，同时要劝说小儿多吃蔬菜、水果，少吃辛辣刺激物，冷饮，高蛋白、高脂肪类食品，以利于炎症的吸收。大部分小儿在发高热之前，往往几天不解大便，睡卧不安或大量出汗，这是内热正在聚集，津液受到煎熬之故，此为发病先兆，即为慢性扁桃体炎转为急性扁桃体炎之时，服用对症的药物升降散一两剂，使大便通畅，火往下降，即可阻止发热。急性炎症控制后转为慢性期，可服泻白散（桑皮、地骨皮、甘草、粳米），或将引火汤蜜炼成丸长期服用，以求根治。只要家长注意以上几点，经过较长时间的滋阴清热治疗，阴虚内热的体质得到调整，慢性炎症得到缓慢吸收，最终是可以治愈的，而不必手术治疗。

## ▶ 医案1

王某，男，3岁，新化县上梅镇人。

患儿每月都因扁桃体发炎而输液5～7天，全家为此困扰不堪。西医建议动手术摘除，未获同意。目前小儿发高热三天，上午10时量体温39.8℃，舌质红、苔薄黄、口不渴、咽红，扁桃体Ⅱ度红肿疼痛，头不痛，无其他感冒症状，全身发热无汗，饮食玩耍如常，发育也良好，脉数。询问，三日未解大便，平时也大便干结，曾服银翘解毒颗粒、板蓝根颗粒及小柴胡颗粒，均无效果。处以升降散加减，处方：大黄6g（后下，煎5分钟即可）、蝉蜕6g、僵蚕6g、姜黄6g、水牛角10g、金银花10g、连翘10g、板蓝根10g、竹叶6g、石膏15g、薄荷6g、柴胡3g、甘草3g。一剂大便通而热退，三剂扁桃体缩小，后改用沙参麦冬汤加味调理而愈。

慢性支气管炎是常见的多发病，属于中医的"咳嗽""痰饮""咳喘"范畴，本病的特点是咳嗽反复发作，经久不愈。患者往往因年龄较大，抵抗力较弱，一遇风寒或季节更替时就会因为感冒而急性发作。治疗之后，虽能缓解，但很难断根，留下平时咳喘的毛病。如果继续发展，则可能导致肺气肿、部分肺不张、肺源性心脏病，现在西医界统称为"阻塞性肺病"。在治疗方面，应遵循《黄帝内经》"急则治其标，缓则治其本"的原则。

在急性发作期，首先应辨别寒热。属于寒证的，则咳痰稀白量多，甚至喘息不能平卧，恶寒发热，舌淡胖、苔白，口不渴，脉浮紧，治当散寒化痰、宣肺降气、止咳平喘，方用小青龙汤加减：麻黄6g、桂枝10g、细辛6g、干姜6g、法半夏6g、白芍10g、五味子6g、杏仁10g、苏子10g、白芥子10g、茯苓10g、甘草6g、僵蚕10g。

小青龙汤出自《伤寒论》，方中麻黄、桂枝发汗解表，干姜、细辛温肺化饮，法半夏燥湿化痰，五味子敛肺止咳，白芍、甘草益气和营，合而成为解表化饮、止咳平喘之剂。凡素体阴虚、内有痰饮的慢性支气管炎患者，感受风寒后急性发作，喘息加重，唾痰色白清稀、有泡沫，咽喉不红，舌淡胖、苔薄白，无论有无恶寒发热、汗出，皆可运用，堪称慢性支气管炎急性发作属于肺有寒饮者的有效处方。我常于方中加苏子、白芥子降气祛痰、平喘，加杏仁、僵蚕制约麻桂的刚烈，加茯苓淡渗利湿、导痰下引，这样配合可使肺气升降失常得到更好的调节，只是患者血压过高，有严重心脏病时，麻桂应慎用，可以去原方中麻桂，改用苏叶、荆芥，多年来我在临床使用中效果颇佳。使用本方的辨证关键是咳痰清稀如泡沫状，咽喉不红，也就是肺有寒饮。这里特别指出的是，目前滥用抗生素的现象十分严重，不少患者，尤其是小孩，在感冒初期即用抗生素压制，炎症虽暂时控制住了，但咳嗽气喘迁延不止，变成了慢性气管炎，一般止咳药无效，多是寒邪闭塞于肺，仍须用小青龙汤大力宣肺，宜加桑皮、地骨皮以防止肺中伏火被温药诱发。

属于热证者，则咳嗽咯痰黄黏不爽，发热口干、舌红苔黄、脉滑数，治当清肺化痰，方用《摄生众妙方》的定喘汤加味，由麻黄 6g、白果（捣碎）10g、杏仁 10g、法半夏 6g、苏子 6g、款冬花 10g、黄芩 10g、桑皮 10g、地骨皮 6g、瓜蒌 10g、浙贝 10g、重楼 10g、虎杖 10g、甘草 6g 组成。定喘汤是治疗风寒外束痰热内蕴、咳嗽气喘、痰黄黏稠的名方。本方麻黄宣肺散邪以平喘，白果敛肺定喘而祛痰，共为君药；苏子、杏仁、法半夏、款冬花降气平喘、止咳祛痰，共为臣药；黄芩、桑皮清肺热，为佐药；甘草调和诸药，为使药。对于慢性支气管炎急性发作而属于痰热证的，本方颇为适合，但当疾病初起时发热较高的可去白果，恐其收敛而咳痰不出，改用石膏 20g 清热，暗合麻杏石甘汤泻肺热之意。从我临床经验来看，本方清化痰热的药不足，故加浙贝、瓜蒌、重楼、虎杖清热化痰，其中浙贝、重楼配对，清热化痰作用较大，且适合肺部感染患者；加地骨皮与桑皮配对，泻肺清热，故有泻白之意。虎杖又名清血龙，具有良好的活血作用，"老慢支"常有肺部瘀血或合并肺纤维化，虎杖通过其活血作用，可以改善肺循环及肺纤维化，促进肺脏功能恢复，而且虎杖还有镇咳作用。根据现代药理研究，虎杖可抑制多种细菌，消除炎症，水解后可生成大黄泻素，有轻泻作用。肺与大肠相表里，腑气通则肺气降，毒素除则肺气宁。因此近年来，虎杖常用于治疗急性支气管炎和肺炎。

"老慢支"急性期，主要表现为咳、痰、喘，临床常根据痰的色质、舌苔、脉象辨其寒热。寒痰宜温化，热痰宜清化。痰黄、苔黄、脉滑数为痰热之征，但是痰白、苔白并非尽是寒痰，只要是痰黏难咯、脉数者，多属有热，应从痰热治疗。"老慢支"有反复发作的咳喘，痰伏于肺是其发病基础，长期伏痰，必从热化，所谓"阴凝之处，必有伏阳"，这是其一；久病咳喘，肺阴常虚，而生虚热，痰从热化，这是其二；现代医学认为，"老慢支"急性期多伴有细菌感染，中医认为是毒，热从毒生，这是其三。再从临床症状咳痰不爽、口渴脉数来看，这也是痰热津伤之象，故祛邪重在清化以复其清肃之权。且清热之药具苦寒之性，有解毒功效，毒解则热除痰化，咳、痰、喘可除，这是我治疗"老慢支"急性发作属于痰热证的治疗心得。因此，临床常用黄芩、桑皮、浙贝、瓜蒌、鱼腥草等清热化痰。

▶ **医案**2

周某，男，58岁，新化县上梅镇梅树村人。1999年10月23日初诊。

患者因感冒并发支气管肺炎，高热、咳嗽、气喘，咯黄稠痰，在县人民医院住院，用抗生素治疗，高热已退，但咳嗽、气喘不停，咯痰黄稠，胸闷口干，小便黄，大便秘，舌质红，苔黄腻，脉滑数，病程五天，诊断为痰热壅肺，方用定喘汤加味：麻黄6g、杏仁10g、瓜蒌15g、法半夏10g、黄芩10g、桑皮10g、地骨皮10g、苏子10g、葶苈10g、虎杖15g、浙贝10g，服用时兑入鲜竹沥2匙。

1999年10月28日复诊，咳喘减少大半，痰也少了许多，可以平卧，大便通畅、舌红、苔薄黄、脉缓滑。处方：太子参15g、茯苓10g、桑皮10g、地骨皮10g、瓜蒌15g、法半夏6g、黄芩10g、浙贝10g、苏子10g、葶苈10g、丹参15g、甘草6g、鱼腥草15g、白芥子10g。服方十剂，病愈，可在田间劳作。

病久肺脾两虚，痰湿壅盛，咳嗽痰多色白，清稀黏稠，舌胖苔薄，脉缓滑，当补气健脾、燥湿化痰，方用六君子汤合三子养亲汤加泻白散。处方：党参15g、白术10g、茯苓10g、法半夏10g、陈皮10g、苏子10g、葶苈10g、白芥子10g、桑皮10g、地骨皮10g、浙贝10g、瓜蒌10g、甘草6g。

慢性支气管炎可发展到肺气肿、肺心病，最初只是难以消除的炎症，最后却导致器质性改变，这不得不令我们重视。用西药难以阻止疾病进程，并且还有推波助澜的作用，因为激素、抗生素的使用，使病人的免疫功能受到损害，以致咳喘反复发作。SARS病毒过后，有报道说，在治疗过程中服过一种含有鲜西洋参、鲜蛤蚧、鲜小白花蛇制剂的部分SARS病毒感染者，没有发生肺纤维化的改变，这说明参蛤散益气补肺，对于肺部器质性改变有独特疗效。我有一个朋友患慢性支气管炎多年，嘱其用白参50g、蛤蚧两对研末，每日以蜂蜜一匙调参蛤散5g，温开水调服，半年来身轻体健，咳喘基本没有发作。

# 慢性口腔炎篇

慢性口腔炎，又称复发性口疮、复发性口腔溃疡，患者长期口腔黏膜溃烂，舌边舌尖生疮，时好时坏，无休无止，痛苦不已。这个病究竟是炎症、内分泌失调，还是维生素缺乏，至今众说纷纭，西药治疗很不理想。中医从病机上分析，可分为湿热内蕴和虚火上浮两大类。无论哪一类，一旦治疗有效，当谨守病机，密切观察证候变化，细心调节方中药物，用寒远寒，用热远热，化湿不过燥，滋阴不过腻，以免顾此失彼，持以时日，才能完全治好。

▶ 医案1

肖某，男，36岁，2013年8月2日初诊。

患者口腔反复发生溃疡，时好时坏，无休无止，病程五年，痛苦不已，中西药服过无数，均疗效不佳，而来求诊。察其舌边及舌根溃烂四处，口腔黏膜溃烂两处，疮周红肿，疮面色白，舌质淡红、苔薄黄、口不干、小便黄、大便稍有不畅、清晨口苦、纳食正常、脉弦滑。诊断为湿热中阻、虚实相兼、寒热错杂，宜温清并用、补泻同施，方用甘草泻心汤：炙甘草 10g、大枣 5 枚、黄连 10g、黄芩 10g、法半夏 6g、干姜 6g、党参 15g、山楂 5g、麦芽 15g、佩兰 10g、麻仁 15g、僵蚕 10g、升麻 6g、蝉蜕 10g。服药七剂，口腔黏膜溃疡愈合，舌边及舌根溃疡尚有未愈之象，苔黄已去，舌质淡红而润、舌体瘦、脉细数。湿热已退，阴虚之象显现，宜清热养阴，方用黄连阿胶汤加味：生地 15g、玄参 15g、麦冬 10g、阿胶 15g、黄连 6g、石斛 15g、天花粉 10g、黄芩 10g、白芍 10g、甘草 6g、莲心 5g、竹叶 10g、麦芽 15g、佩兰 10g。服药十剂，忌食辛辣及刺激性食物，避免熬夜以免心火上升，随访半年，没有复发。

甘草泻心汤出自《伤寒论》，用于治疗心下痞满、干呕心烦、肠鸣下利、食欲不化等证候，类似于今天所说的急慢性胃肠炎或胃肠功能紊乱。在《金匮要略》中又用于治疗狐惑证，类似于现今的口腔生殖器综合征，方中炙甘草、党参、大枣健脾益气，法半夏和胃降逆，干姜温中，黄连、黄芩泻火，通过辛开苦降来调理胃肠气机，重点在中焦脾胃，适合于湿热内蕴、虚实相兼、寒热错杂的病证。

黄连阿胶汤也出自《伤寒论》，治疗伤寒二三日，心中烦，不得眠。方中黄连清心火，黄芩解郁火，芍药、阿胶滋阴养血，使火不炽、水不亏，则心烦失眠可除。本方苦寒清热、酸苦坚阴、酸咸养阴，适合阴虚火旺病机，我去方中鸡子黄，加生地、麦冬、玄参、石斛、天花粉滋养心肝肺胃之阴，加莲心、竹叶清心，加麦芽升清开胃健脾，以防滋阴碍胃之嫌。

本例患者病机为湿热内蕴、虚实相兼，初用甘草泻心汤辛开苦降、寒热互投，切中病机，其症愈半。二诊察其舌质红而润，且舌体瘦，阴虚之象已现，故改用黄连阿胶汤，滋阴清热，并嘱其注意生活饮食宜忌，获效明显。从我的临床经验来看，大部分口腔炎患者是因为熬夜或饮食辛辣所致，一般服导赤散加味即可，处方：生地 15g、黄连 6g、竹叶 10g、木通 6g、甘草 6g、莲心 5g、佩兰 10g、麦芽 15g、天花粉 10g、石斛 15g、蝉蜕 6g、芦根 10g。该病属阴虚夹湿热者居多，用导赤散加味非常有效，但须讲究用药的艺术，因为湿性缠绵，古人形容治湿如"抽丝剥茧"，不能性急，医者在运用时应处理好阴虚、湿、热三者的矛盾，滋阴不能太腻，以免助湿留邪；化湿不宜太燥，以免伤阴助热；清热不宜太凉，以免伤阴生湿，根据病情，灵活加减。

虚火上浮的病机，多为阴虚于下，火浮于上，患者口舌生疮，但舌淡红，口不渴，或渴喜热饮，且面色浮红，手足发冷等上热下寒证，宜滋阴潜阳、引火归元，方用《疡医大全》引火汤：熟地 30g、巴戟天 20g、麦冬 15g、天冬 15g、茯苓 15g、五味子 6g。全方补肾温阳，降火化痰，引火归元。

▶ **医案 2**

杨某，女，52 岁，娄底市人，2015 年 4 月 21 日初诊。

患者口舌生疮伴咽喉隐痛、喉中痰梗五年，经中西药治疗无效而来求诊，察其面色红润、舌边及舌根溃疡、咽喉红肿、口不渴、肢冷、舌淡苔薄、脉缓尺弱，诊断为虚火上浮，方用引火汤加味。处方：熟地 20g、巴戟天 20g、麦冬 15g、天冬 15g、茯苓 15g、五味子 6g、升麻 6g、水牛角 30g、桔梗 10g、甘草 6g、玄参 15g、黄柏 10g、砂仁 10g、蝉蜕 10g。服药十五剂，痊愈而安。

慢性口腔炎患者，除饮食清淡，早卧早起，注意调理之外，每天用淡盐水漱口是极好的配合治疗。

# 慢性胆囊炎篇

慢性胆囊炎是临床常见的疾病之一，患者经常右胁下胀痛或隐痛，能找到压痛点，疼痛有时放射至右背部，有时伴有恶寒、发热、口苦咽干，吃油腻食物易引起腹泻。B 超检查往往会发现胆囊壁毛糙、胆囊泥沙样结石、胆总管结石。西医提倡手术切除，较大的胆总管结石，可以用碎石疗法，大部分疗效较好。但也有部分患者，手术后遗症很多，尤其是肝内胆管结石，手术效果不理想，也有不少患者不宜手术，对于这类患者，中医的治疗体现出一定的优势。

我认为胆为奇恒之腑，以通为用，只有实证而无虚证，对于慢性胆囊炎、胆石症，只能用通下法和辛开苦降、寒热互调之法。方用大柴胡汤合黄连汤加排石利胆之药，在临床上往往效果甚佳。

▶ 医案

罗某，男，43 岁，新化县某中学教师，1980 年 7 月 13 日初诊。

患者右胁下剧痛三天，经县人民医院检查为胆道蛔虫病，予以消炎利胆治疗，疼痛时痛时止，而转中医治疗。患者脸色青白、病容痛苦、右胁疼痛如钻顶样，伴恶寒发热、呕吐苦水、口苦咽干、大便三日未解、饮食未进、舌苔黄腻、脉弦滑，诊断为肝胆湿热、蛔虫扰胆。处方：柴胡6g、黄芩10g、黄连10g、法半夏10g、白芍10g、干姜6g、黄柏10g、细辛6g、川椒6g、大黄15g、乌梅15g、甘草6g、桂枝10g。服药一剂，肠中雷鸣，下稀臭粪水若干，夹有活蛔两条，疼痛减缓；继服二剂，二剂药日夜服完，第二天痛止，饮食如常。B超复查，胆囊毛糙，为防止胆汁排泄不畅导致胆汁瘀滞，产生胆石，用黄连汤调理，处方：黄连10g、黄柏10g、法半夏6g、干姜6g、桂枝10g、白芍15g、党参15g、郁金10g、茵陈10g、柴胡6g、玄胡10g、甘草6g、麦芽15g。嘱其不要吃鸡蛋、酒及辛辣油腻之物。服药十五剂，工作生活如常。

大柴胡汤出自《金匮要略》，由小柴胡汤去人参、甘草，加大黄、枳壳、芍药而成，是以和解为主、泻下并用的方剂，主治少阳、阳明合病，症见往来寒热、胸胁苦满、呕不止、郁郁微烦、心下满痛、大便秘、苔黄、脉弦有力。病在少阳，本应禁用下法，但是在病邪已入阳明，化热成实，兼有阳明腑实的情况下，就必须表里兼顾，故汪昂曰："少阳固不可下，然兼阳明腑实则当下。"因此，本方配伍既不悖少阳禁下的原则，又可表里同治，使少阳、阳明之邪得以双解，一举两得。方中柴胡为君，与黄芩合用，能和解清热，除少阳之邪；大黄、枳实泻阳明热结，共为臣药；芍药缓急止痛，与大黄配伍可治腹中实痛，与枳实相伍可治气血不和的腹痛烦满不得卧，半夏降逆止呕，配伍生姜重用以治呕不止，俱为佐药；大枣与生姜调和营卫，为使药。诸药合用，共奏外解少阳、内泻热结之功。临床运用时，以往来寒热、胸胁或心下满痛、苔黄便秘为辨证要点。对慢性胆囊炎急性发作、胆石症、胆道蛔虫病、急性胰腺炎见上述诸症者，亦可加减应用。疼痛较剧，加五灵脂 10g、蒲黄 10g、玄胡 10g 活血止痛，扩张胆道；发热感染严重加蒲公英 15g，有化脓倾向加皂角刺 10g、穿山甲 10g。

黄连汤即小柴胡汤去柴胡、黄芩、生姜，加桂枝、黄连、干姜而成。本方黄连泻胸中之热，干姜、桂枝温散胃中之寒，法半夏降逆止呕，人参、大枣、甘草益气补虚以和中，主治胸中烦闷、欲呕吐、腹中痛或肠鸣泄泻、舌苔白滑、脉弦等胸中有热、胃中有寒证，使寒热去、上下和、烦解呕平痛止。

乌梅丸在《伤寒论》中主要治疗厥阴病寒热错杂之吐蛔症，后世运用范围很广，凡是寒热错杂、虚实夹杂之证，都可以考虑使用。实践证明，本方没有直接杀死蛔虫的作用，其作用机理有以下几个方面：第一，有麻醉作用，从而抑制蛔虫活动；第二，作用于肝脏，促进肝脏分泌胆汁；第三，使胆道口括约肌松弛扩张；第四，对某些致病细菌有抑制作用，以上四点对于胆道蛔虫病的治疗是有利的。

慢性胆囊炎患者多数身体壮实，饮食肥腻，辛辣酒精刺激造成胆汁排泄不畅，胆汁瘀积而产生结石，胆囊结石一般呈泥沙状，沉积在胆囊中，症状常不明显，但若沉积在胆总管，则可以引起剧烈疼痛，结石与炎症互为因果，在治疗时要注意疏肝利胆、排石和防治结石。消炎与排石并用，同时禁酒、鸡蛋及肥腻、辛辣之物，防止胆汁排泄受阻而加重病情。用辛开苦降之法，有利于胆管的通畅，同时可促进肝脏的疏泄功能，使肝胆互为作用，有利于胆汁通畅运行，使已成之石可排，未成之石无依，结石与炎症分离，以复"中正"之职。

# 慢性胃炎篇

    慢性胃炎按照西医的分类，可分为慢性浅表性胃炎和慢性萎缩性胃炎两种。慢性浅表性胃炎是在胃黏膜上皮发生持续的炎性改变，主要症状为上腹部呈现不规律的饱胀疼痛，有时呈阵发性，有时呈持续性，也有的胀痛长时间不发作，并可能伴有恶心、食欲不振、嗳气、呃逆等。慢性萎缩性胃炎则是胃黏膜固有腺体萎缩、黏膜变薄、黏膜肌层变厚、胃酸分泌减少或伴有肠上皮化生等。严重的慢性萎缩性胃炎伴有重度肠上皮化生及重度不典型增生者，多为胃癌前期病变，除了慢性浅表性胃炎所表现的症状外，还可出现不明显的消瘦、疲乏、贫血、腹泻、舌炎等。用西药治疗慢性浅表性胃炎有一定疗效，但病情容易反复。而对于慢性萎缩性胃炎，目前尚无促使其病理改善的西药，萎缩病变一旦形成，很难逆转。而中医药经过长期治疗后，可以使萎缩的胃黏膜发生扭转。

    慢性胃炎在中医学中归属于"痞证""胀满""胃脘痛""呃

逆""吞酸""腹泻""虚劳"等门类。临床上大致可分为寒证、热证两大类。

寒证主要为虚寒证，患者胃痛隐隐、喜温喜按、脘腹饱胀、时胀时消、神疲畏冷、手足不温、舌淡苔白、脉缓弱，宜用黄芪建中汤合理中汤加减。处方：黄芪 30g、桂枝 10g、白芍 15g、党参 15g、焦白术 10g、干姜 6g、丹参 15g、砂仁 10g、炙甘草 10g、饴糖 20g、木香 10g、姜 3 片、枣 3 枚。

黄芪建中汤出自《金匮要略》，主治虚劳里急诸不足，虚的程度比小建中汤证更甚，所以加甘温益气升阳的黄芪，以增强益气建中之力，使阳生阴长诸虚不足者得益，里急亦除。小建中汤证虚劳里急而腹中时痛，喜温喜按是劳伤内损、中气虚寒、肝木乘脾之故。饴糖甘温质润，益脾气而养脾阴，温补中焦，可缓肝之急、润肺之燥，为君药；桂枝温阳，白芍益阴，并为臣药；炙甘草甘温益气，既助饴糖、桂枝益气温中，又合芍药酸甘化阴而益肝滋脾，为佐药；姜枣调和营卫，为使药。六味配合于辛甘化阳之中，又具酸甘化阴之用，共奏温中补虚、和里缓急之功。加理中汤者，温中祛寒、补气健脾，助运化而复升降，使中焦之寒得辛热而去，中焦之虚得甘温而复，升清阳而降浊阴，运化健而中焦治。

## ▶ 医案 1

刘某，男，58 岁，辽宁人，2014 年 5 月 21 日初诊。

患者患胃病 7 年，经常胃脘痞闷不舒，空腹尤甚，得食胀感轻，纳差不饥，倦怠乏力，日渐消瘦，嗳气，肠鸣，经中西医诊治，未见显效。适逢我旅游至沈阳，求治于我，诊脉沉细，舌质淡胖，有瘀点，舌下络脉淡紫而舌苔薄白，胃镜及病理检查诊断：慢性萎缩性胃炎伴肠上皮化生。四诊合参，系中焦虚寒、升降失调所致，诊断为痞证，处方黄芪建中汤合理中丸加减：黄芪30g、桂枝10g、白芍15g、党参15g、干姜6g、焦术10g、丹参15g、砂仁10g、炙甘草10g、木香10g、饴糖20g、法半夏10g、陈皮10g，姜枣各三为引。水煎服，服药三十剂。来电示诸症大减，继服两月，食欲增加，痞满尽除，体重也增加了5公斤，复查胃镜，萎缩黏膜扭转缩小，肠上皮化生消失，嘱其将汤药改为丸剂，调理半年，注意饮食。

热证可分为实热与阴虚内热两种。实热证胃痛患者，症见胃中灼热、饱胀疼痛、口苦口渴、大便秘结、小便短赤、舌红苔黄、脉数有力，方用三合四逆散加味。处方：柴胡6g、白芍15g、枳壳10g、吴茱萸3g、黄连10g、法半夏10g、瓜蒌15g、黄芩10g、大黄10g、蒲公英15g、木香10g、炙甘草6g、栀子10g。本方即《伤寒论》中之四逆散、小陷胸汤合《丹溪心法》中之左金丸、《外台秘要》中之黄连解毒汤加蒲公英、木香而成。四逆散主证为"少阴病，四逆"，是因外邪传入少阴而抑遏阳气不得至于四肢，与四肢厥逆有别。方中炙甘草甘温益气以健脾；柴胡透邪升阳以舒肝；枳实下气破积，与柴胡合而升降调气；芍药益阴养血，与柴胡合而疏肝理脾，四味互配，使邪去郁解，气血调畅，清阳得伸，升降自然而痛证可解。小陷胸汤治痰热互结，气郁不通。方中瓜蒌清热化痰，通胸膈之痹；黄连泻热降火，除心下之痞；法半夏降逆消痞，除心下之结，与黄连合用一辛一苦，辛开苦降，散结开痞。左金丸以黄连配少量吴茱萸，从热药反佐制黄连之寒，且吴茱萸辛热，能入肝降逆以使肝胃和调。黄连解毒汤治火热毒盛，加大黄以泻下实热，加木香调和止痛，加蒲公英清热解毒。上述诸药组合成方，有清热化痰、解郁止痛的作用。对于胃痛所见黏膜充血、肿胀糜烂或胃黏膜见出血、渗血等均应考虑属于实热证的慢性胃炎，遣方用药时不能一味寒凉清热，当佐以少量温药，并兼以解郁。如果诊断为十二指肠溃疡、胃溃疡应加用血竭、三七、白及等活血止血，对愈合溃疡面有很好的疗效。

▶ **医案2**

吴某，男，27 岁，新化县双梓镇人，1998 年 10 月 21 日初诊，胃脘痛两天。

患者因愤怒而饮酒伤食，以致胃脘部灼热疼痛，腹胀便秘、口苦、小便短赤、脉弦滑、苔黄腻。处方：柴胡 6g、白芍 15g、枳壳 10g、黄连 10g、吴茱萸 4g、大黄 10g、厚朴 10g、麦芽 15g、山楂 20g、木香 10g、莱菔子 15g、蒲公英 15g、甘草 6g。服药三剂痛止，大便畅而胃热除，后改用四逆散合保和丸调理七日，胃脘舒畅。

属于阴虚内热证的胃脘灼热疼痛，嘈杂易饥、口干不欲多饮、大便干燥、舌红干瘦无苔、脉细数，宜用养胃汤加味。处方：沙参 15g、麦冬 10g、石斛 15g、扁豆 15g、白芍 15g、黄精 15g、丹参 15g、砂仁 6g、檀香 10g、百合 15g、台乌 10g、炙甘草 10g、竹茹 10g。本方系从《金匮要略》麦门冬汤变化而来。叶氏云："脾宜升则健，胃宜降则和，盖太阴湿土得阳始运，阳明燥土得阴则安，以脾喜刚燥，胃喜柔润故也。"仲景急下存阴，治在胃也，东垣大升阳气，治在脾也。叶天士在东垣治脾阳的基础上发展养胃阴，使脾胃学说更臻完善，其功更巨。养胃阴之法，不过甘平或甘凉濡润，其常用药物即沙参、玉竹、麦冬、石斛之类，俾津液来复，自得通降，诸症随解。本方沙参、麦冬、黄精、石斛益胃生津；扁豆、百合、砂仁健运中宫；白芍、炙甘草酸甘化阴，缓急止痛；丹参活血通络；檀香、台乌理气解郁；竹茹清泄胃热、和胃降逆化痰。本方适合胃阴虚、肝郁胃热之证。

慢性萎缩性胃炎及其前期患者以胃阴虚为多见，常胃酸缺乏、食欲不振，可加乌梅、山楂、白芍等治疗胃病的酸味药，这几种药既可合用，也可根据其不同特性，分别选用。乌梅以敛阴生津为长，可用于胃津不足、脘中灼热疼痛、口干较甚者。山楂消食助运，可用于食少纳呆、脘腹胀满疼痛明显者。而白芍养阴缓急，可用于肝脾不和、脘腹拘挛急痛及胁痛。朱良春先生擅长治疗萎缩性胃炎属于阴虚肝郁胃热者，以白芍、乌梅、沙参、麦冬、天花粉、枸杞养胃阴，以绿萼梅、佛手、蒲黄、五灵脂调理气机，活血化瘀止痛，以柿霜饼、蒲公英清热解毒，以凤凰衣、玉蝴蝶愈合溃疡，反映了其独到的治疗经验。对于病理报告伴肠上皮增生者，加刺猬皮、甲珠软坚散结，消息肉，化瘀滞。凡脾气虚损、胃脘作痛者用黄芪配莪术以益气消瘀，疼痛较甚者加入化瘀止痛散结的失笑散，因其不仅善于止痛，而且有改善微循环、调节局部代谢及血管营养，促使肠细胞化生和增生性疾病得以转化和吸收的作用。凡脘胀甚者，徐长卿必不可少，取其善于行气消胀、缓急止痛，而凤凰衣、玉蝴蝶二药，擅长养阴清肺，还有补虚宽中、消除慢性炎症及促进食欲之殊功，在治疗慢性萎缩性胃炎及消化性溃疡方面屡获奇效。其基本方为：黄芪90g、莪术30g、炙甘草30g、鸡内金50g、党参70g、山药90g、刺猬皮50g、生蒲黄50g、五灵脂50g、徐长卿50g、甲珠45g、玉蝴蝶45g、凤凰衣45g。偏阴虚者加北沙参、石斛、枸杞各50g，白芍90g，偏阳虚者加良姜、炒白术各50g，荜拨30g。共研细末，每服4g，每日三次，食前半小时服用。

## ▶ 医案3

吴某，女，42岁，新化县上梅镇人，2012年5月4日初诊。

患者胃肠不舒，内有烧灼感，嘈杂呃逆泛酸，餐前明显，夜间尤甚，偶尔胃脘隐痛，按之痛减，失眠，患病三年。经胃镜检查为慢性浅表性胃炎、十二指肠球部溃疡，口不苦，但口干不欲饮，大便不畅、小便淡黄、舌红无苔、脉细数。此为胃阴虚、痰火内扰，方用一贯煎加味。处方：沙参15g、麦冬15g、生地20g、石斛15g、枸杞15g、丹参15g、砂仁6g、檀香10g、法半夏10g、黄连6g、浙贝10g、海螵蛸15g、蒲公英15g。

2012年5月14日复诊，上方服后，胃胀烧灼、嘈杂泛酸等症状明显好转，但胃脘仍然疼痛，呃逆、大便不畅、纳差、脉滑、舌质红、苔薄黄，仍用原方加减：沙参15g、麦冬10g、石斛15g、生地15g、白芍15g、甘草6g、吴茱萸3g、黄连6g、扁豆15g、山楂15g、丹参15g、砂仁10g、法半夏10g、陈皮10g。

2012 年 5 月 25 日三诊，服上方后，胃脘痛基本缓解，呃逆停止，大便已通畅，脉滑、苔薄质红，告之此病须服三个月以上，才可能治愈，改用参苓白术散加减以图健运中焦，处方：太子参 15g、淮山药 15g、茯苓 10g、莲肉 10g、陈皮 10g、砂仁 6g、薏苡仁 15g、扁豆 10g、山楂 15g、麦芽 15g、鸡内金 10g、三七 10g、百合 15g、何首乌 10g、甘草 6g、徐长卿 15g、蒲公英 15g、丹参 15g、九香虫 10g、白芍 15g、凤凰衣 10g、玉蝴蝶 10g、浙贝 10g。三十剂研末，每日 3 次，每次 10g，服后病情稳定，食欲大增，体重增加了 3 公斤，2013 年 1 月 14 日胃镜复查，十二指肠球部溃疡愈合，最后结论为慢性浅表性胃炎。

慢性结肠炎属于中医的"下利""腹痛""泄泻""休息痢"等范畴，主要症状有腹痛、腹泻、大便中有黏液或者大便秘结。腹痛呈阵发性、痉挛性疼痛，疼痛的部位在左下腹，腹痛时即要解大便，大便后疼痛减轻。当大便有脓血、血液时，则结肠部位不仅有炎症，而且出现了溃疡，称为慢性非特异性溃疡性结肠炎。如果腹痛与情绪关系很大，便秘与腹泻经常交替出现，大便中一般只有黏液，没有脓血或血液，同时也查不到白细胞脓球和致病细菌，则称为肠道易激综合征。慢性结肠炎用抗生素可以取得短暂的疗效，但没有突破性的效果，中医药的辨证治疗，在临床有很大的优势。

慢性结肠炎有的极其顽固，可以迁延数年或数十年，发展到后来往往出现脾气下陷、肾气不固、肝气不调等复杂局面，须升阳气、固肾气、疏肝气合而治之。我于 1997 年用通幽结肠丸治疗慢性结肠炎 100 例，有效率达 85% ，获得娄底市科学技术进步二等奖，其组方即通幽汤与四神丸合方，处方：熟地 15g、生地 15g、当归 10g、桃仁 10g、大黄 10g、党参 15g、补骨脂 10g、五味子 10g、吴茱萸 4g、肉豆蔻 10g、生姜 10g、大枣 5 枚。研末成丸，温补脾肾、润肠通便，适用于慢性结肠炎之腹痛便秘者。

慢性泄泻久治不愈，缠绵难解，辨证往往有脾虚气弱的一面，又有湿热留滞的存在，呈现虚实夹杂的现象，在治疗上既要补脾敛阴，又须清化湿热，方用益气聪明汤合四神丸加减，处方：黄芪 30g、葛根 15g、白芍 15g、升麻 10g、黄柏 10g、党参 15g、白术 10g、茯苓 15g、补骨 10g、五味子 6g、吴茱萸 3g、肉豆蔻 10g、甘草 6g。汪昂曾说："久泻皆由命门火衰，不能专责脾胃。"故在脾虚气弱、湿热留滞病机上加用温补肾阳的四神丸补火以生土，脾健湿清，适用于慢性结肠之腹痛、腹泻者。

慢性结肠炎患者若因饮食不慎，急性发作往往来势凶猛，呈现实热证，症见大便黏稠腥臭或者脓血，腹痛拒按，肛门灼热，口苦口渴，舌苔黄腻，脉滑数。须苦寒直折，宜用葛根芩连汤合白头翁加味。处方：葛根 20g、黄芩 10g、黄连 10g、白头翁 15g、秦皮 10g、大黄炭 10g、木香 10g、白芍 15g、山楂 20g、麦芽 15g、蒲公英 15g、败酱草 15g、甘草 6g。切不可用收敛止涩之药，恐有留邪之患。

慢性结肠炎之便秘与腹泻，我认为与肾关系密切，脾主升清，胃主降浊，而肾为水脏，为胃之关，一旦脾胃升降失常，水亏火旺，可引起大便秘结，故用通幽汤滋水降火、四神丸固肾治本而取效。脾胃升降失常，火亏水旺则腹泻，方用聪明益气汤调理胃肠，四神丸补火以实土而泻止。故在临床中，慢性结肠炎与肾气亏损、关门不利关系很大，四神丸温补脾肾，补骨脂辛燥，补肾以行水；肉豆蔻辛温，补脾以制水；五味子酸以收坎宫耗散之火，使少火生气以培土；吴茱萸辛温，顺肝木欲散之势，为水气开滋生之路以奉春生，故曰四神丸，是制生之剂，治肾泻之神剂。

▶ **医案4**

吴某，女，50岁，新化县上梅镇人，1998年4月2日初诊。

患者腹部胀痛，大便秘结，常三五日便一次，须用开塞露方能排便，便呈黑色，质硬如羊屎丸样，病程三年。经湘雅医院检查，诊断为慢性结肠炎，常服果导片及中药麻子仁丸、水果类润肠，均无特效，往往服药便通，停药便秘。饮食如常，小便色清、舌质淡、苔薄黄、脉缓，诊断为脾肾气虚、肠燥便结。方用通幽汤合四神丸加味。处方：熟地20g、生地20g、桃仁10g、大黄10g、枳壳10g、当归10g、党参15g、吴茱萸3g、肉豆蔻10g、五味子10g、补骨脂10g、黄芪30g。服药五剂，大便已通，继服十剂，排便每日一次，已无便秘之苦，续服本院自制的通幽结肠丸两个月，告之大便已畅，腹痛亦除。

▶ **医案5**

陈某，男，57岁，冷水江市人，2012年3月21日初诊。

患者身瘦、脸色㿠白，黎明前腹泻三次，便稀如水，早餐后至晚上终天便意，饮食正常，小便清而长，口不渴，便泻前腹部隐痛，泻后痛缓。经冷水江人民医院及省人民医院检查为慢性结肠炎，服健脾固肠丸等无效，病程已近两年。脉沉缓、舌质淡、苔薄黄、四肢不温，诊断为脾肾阳虚，治宜温补脾肾，涩肠止泻。处方：人参10g、焦术10g、干姜6g、甘草6g、附片10g、补骨脂10g、肉豆蔻10g、吴茱萸4g、五味子10g、茯苓15g、白芍10g、神曲15g、益智仁10g。服药七剂，黎明前腹泻已愈，腹部隐痛缓解，脉缓滑，应以升脾降浊、温补脾肾为法，方用益气聪明汤合四神丸加味。处方：黄芪30g、党参15g、白术10g、升麻10g、白芍10g、补骨脂10g、葛根20g、五味子10g、肉豆蔻10g、吴茱萸4g、陈皮10g、茯苓20g、山楂20g、甘草6g。调理月余，体重增加，脸色红润，五更泻症状痊愈。

# 妇科炎症篇

　　慢性妇科炎症，大致可以根据炎症所在内外生殖器，分为慢性盆腔炎、慢性宫颈炎、慢性阴道炎三大类。盆腔是妇女内生殖器所在的位置，故慢性子宫内膜炎、子宫肌炎、卵巢炎、输卵管炎、盆腔结缔组织炎、盆腔腹膜炎都包含在慢性盆腔炎内。

　　慢性盆腔炎，多由急性盆腔炎治疗不当或治疗不彻底转化而来，患者白带量多，色白或黄，有腥味，腹部隐痛或钝痛，小腹坠胀，一侧或两侧按之有包块，腰部疼痛，尿频。有时可导致出现痛经、月经量多、经期延长，如输卵管粘连可导致不孕。

　　慢性宫颈炎患者白带多，且为脓性白带，色黄而黏稠，严重者可导致宫颈肥大、宫颈糜烂、宫颈囊肿、宫颈息肉。

　　慢性阴道炎可分为三种：滴虫性阴道炎，白带增多呈灰黄色，清稀呈泡沫样，腥臭，外阴灼热瘙痒，性交疼痛，镜检白带可找到滴虫。真菌性阴道炎，白带多呈白色、豆腐渣样或奶酪状，外阴瘙痒灼痛，镜检白带可见白色念珠菌的芽孢和假菌丝。老年性阴道炎，轻者只有少量的白带，重者白带增多呈黄色或脓性白带、血性白带，有气味，阴道灼热。三者阴道镜检均可发现病理改变。

妇科慢性炎症都有阴道分泌物异常，即白带异常的情况，慢性盆腔炎多兼有腹痛，慢性宫颈炎、慢性阴道炎多兼外阴瘙痒。由于内外生殖器相通相连，因此某个部位的炎症经常会旁及他脏，共同受累，加上性生活和月经周期性生理激素的刺激，慢性炎症往往被激活变成急性炎症。在急性炎症阶段，西药抗生素能很快控制住病情，但转成慢性炎症后，抗生素很难起作用，如持续使用，不仅会压抑人体的免疫功能，而且会产生耐药性和许多副作用，如真菌性阴道炎就是滥用抗生素造成的。若慢性炎症长期不能得到很好的控制，内在环境不好，则容易产生盆腔积液、输卵管粘连堵塞、宫颈糜烂、宫颈息肉等一系列病变，其与卵巢囊肿、子宫肌瘤的产生也有一定关系。

中医对妇科炎症的认识是从带下入手的，有所谓"五带"之分，白带、黄带多见于妇科慢性炎症，青带、黑带则见于妇科急性炎症，赤带多属于妇科慢性炎症，如固定出现于两次月经之间，则多见于排卵期出血。如果颜色与气味大于异常，则要考虑妇科癌症或其他严重疾病，需做进一步的检查。带下为妇女正常的阴道分泌物，为无色无臭或略白透明的黏液，量少，一般在月经前后出现。如果量多色白、清稀如涕、气味不重而又连绵不断，则为妇科慢性炎症的主要表现之一，中医责之为脾肾虚寒或肝经寒湿，宜健脾祛湿，方用完带汤：白术 15g、淮山药 15g、党参 10g、甘草 6g、陈皮 6g、白芍 15g、柴胡 6g、前仁 15g、苍术 10g、荆芥炭 6g。本方出自《傅青主女科》，源于钱乙的治疗脾虚的五味异功散合逍遥散加减。方中异功散的部分，重用白术，加同量的淮山药，一以健脾阳祛湿，一以养脾阴束带，再加苍术燥湿、前仁利湿，合原方人参、甘草、陈皮益气健脾、理气燥湿，使湿去而带消。异功散中茯苓本为利湿的佳药，傅氏弃之不用，而加前仁利水，是因为茯苓的渗湿作用有碍于脾气的固涩，故改用走下焦、利膀胱、滑阴窍的前仁，既能将白带排出体外，又不碍中焦脾气的固涩，傅氏用方细密，可见一斑。方中逍遥散中取柴胡、白芍，一以疏肝，一以柔肝，使肝气不至抑郁而克脾；荆芥炭苦涩入里，止带止血。如果带下日久且量多，宜加黄芪、升麻、海螵蛸、芡实以加强燥湿、升提、益气、固涩的作用，防止脾气滑脱下陷，重者加鹿角霜、五倍子固涩下焦。腰酸背痛是肾虚，加杜仲、续断、补骨脂；腹痛绵绵、喜温喜按为肝脾虚寒，加艾叶暖宫、干姜温中。如果以胀痛为主，属肝气郁结，加香附、何首乌疏肝理气。小腹一侧或两侧疼痛加橘核、玄胡、刘寄奴暖肝散结。小腹一侧或两侧痛，可能是慢性输卵管炎所致，如果腹部按之有包块，多为炎性包块或炎性水肿引起的粘连，加失笑散、蒲公英、败酱草清热活血散结。

## ▶ 医案 1

刘某，女，32 岁，新化县炉观镇人，1997 年 10 月 20 日初诊。

患者三年来白带量多，如豆腐渣样，阴道奇痒，难以忍受，尤以月经前后为甚，伴少腹及腰部隐痛，精神及睡眠状况不好，容易上火动气。近年来，经多次妇科检查诊断为真菌性阴道炎，盆腔少量积液，双侧乳腺小叶增生，月经周期及月经量正常。现月经干净后五天，开始阴中瘙痒，有白带，颜色偏黄，少腹左侧隐痛，心烦失眠，疲劳乏力，舌质红，苔薄黄，脉弦滑，诊断为肝郁脾湿。方用完带汤加味：柴胡 6g、白芍 15g、白术 15g、淮山药 15g、前仁 15g、苍术 10g、黄柏 10g、陈皮 6g、地肤子 15g、香附 10g、海螵蛸 15g、土茯苓 15g、甘草 6g、炒荆芥 10g。外洗阴道方：地肤子 15g、蛇床子 15g、苦参 15g、艾叶 10g、风化硝 20g。另包调洗，一日两次。

1997 年 10 月 27 日复诊，患者白带减少，阴瘙痒减轻，精神好转，腹痛缓解，舌质淡红，苔薄黄，脉缓滑，拟逍遥散合封髓丹加减。处方：柴胡 6g、白芍 15g、当归 10g、白术 10g、茯苓 15g、牡丹皮 6g、栀子 10g、黄柏 10g、砂仁 10g、甘草 6g、海螵蛸 15g、香附 10g、薏苡仁 15g。外洗照常。患者服药十五剂，白带基本消退，阴痒减轻，已能忍受，第二次月经前没有出现白带增多的情况，建议停药观察此次月经情况，待月经干净后再服中药。

若患者以小腹痛为主兼见白带，面色萎黄，月经量少，经色淡或色暗，属虚者，腹中隐隐作痛，喜温喜按，舌质淡、脉缓弱，宜养血柔肝、健脾利湿，方用《金匮要略》当归芍药散合暖肝煎加减。处方：当归 10g、白芍 15g、川芎 6g、白术 10g、茯苓 10g、泽泻 10g、何首乌 10g、沉香 6g、肉桂 3g、小茴香 10g、巴戟天 10g、白果 10g、甘草 6g。若腹中胀痛，得温痛减，脉弦紧，应温寒祛湿、理气止痛，方用四逆散合橘核丸加减。处方：柴胡 6g、白芍 15g、枳壳 10g、橘核 20g、荔核 15g、何首乌 10g、香附 10g、巴戟天 10g、小茴香 10g、玄胡 10g、艾叶 10g、甘草 6g、五灵脂 10g。橘核丸本为治疗"寒疝"之方，用于肝经寒湿凝结下焦，气机不畅，因而阴囊疼痛肿胀之证，其理与肝经寒湿，白带增多、腹痛的证候相一致，因而借用橘核丸中的橘核、荔核，以其辛温入肝，行肝经之结气；巴戟天、小茴香暖下焦；五灵脂、玄胡行气活血定痛；艾叶、香附、何首乌暖宫止痛，对女子输卵管和卵巢部位的肿痛有较好的效果。

## ▶ 医案2

杨某，女，32 岁，新化县炉观镇人，1996 年 3 月 15 日初诊。

患者六个月前进行人工流产，近五个月来，每次月经经期少腹胀痛，经色暗，月经量少，双侧乳房胀痛，腰酸痛，三日月经干净后少腹仍然胀痛兼见白带，常持续八九天，检查有子宫内膜炎、宫颈炎。3 月 15 日，B 超显示左侧卵巢囊肿，盆腔少量积液，察其面色萎黄、舌质淡红、苔薄白、脉缓弱，治宜养血柔肝、健脾益气、化痰祛湿。处方：当归 10g、白芍 15g、川芎 10g、白术 10g、茯苓 15g、泽泻 10g、何首乌 10g、玄胡 10g、香附 10g、桂枝 10g、巴戟天 10g、白果 10g、甘草 6g、小茴香 6g、甲珠 10g。服药十五剂。

1996 年 4 月 12 日二诊，患者服上方五剂，月经即来，量不多、颜色偏暗，五天干净。本次月经少腹胀痛减轻，乳房胀痛消退且月经干净后少腹胀痛病愈，但仍有少量白带，腰痛、舌质淡红、脉缓滑。处方：当归 10g、白芍 15g、白术 10g、茯苓 10g、泽泻 10g、巴戟天 10g、杜仲 15g、续断 15g、肉桂 3g、香附 10g、茜草 10g、海螵蛸 15g、甘草 6g。

如果带下色黄或带下如米泔，或黏稠腥臭气味较重，月经提前或经期延长，小便黄、舌红、苔黄腻、脉滑数，治宜清热燥湿止带，方用清末名医陆九芝《世补斋医书·不谢方》中的止带汤：茵陈 15g、栀子 10g、黄柏 10g、猪苓 10g、茯苓 15g、泽泻 10g、前仁 15g、牛膝 15g、牡丹皮 10g、赤芍 15g。该方由茵陈蒿汤、五苓散加减而成。这两首方以清热利湿为主，湿热内蕴，既不宜温，也不宜泻，故陆老先生去两方中的桂枝、大黄、白术。湿热流连气分，日久必然波及血分，故加牡丹皮、赤芍凉血活血，更妙在加前仁利水行气分、牛膝活血行血分，使药性趋下而有利于湿热黄带渗利排出。这是一首专门针对湿热蕴结下焦的病机而设的方剂，在临床时症见下焦湿热引起的慢性尿道炎、前列腺炎，都可以用此方加减，疗效很好。

▶ 医案 3

张某，女，28 岁，新化县上梅镇人，2012 年 4 月 13 日初诊。

患者白带量多，带下色黄黏稠腥臭，月经提前，常月行两次，且经期延长，一月中很少有干净的日子，伴有少腹灼痛、阴道灼热、外阴瘙痒、小便黄热，病程三个月。察其面色潮红、舌质红、苔黄腻、口苦、脉弦滑数。处方：茵陈 15g、白芍 15g、茯苓 15g、黄柏 10g、栀子 10g、泽泻 10g、猪苓 10g、前仁 15g、牛膝 15g、赤芍 15g、牡丹皮 10g、蒲公英 15g、败酱草 15g、甘草 6g、土茯苓 20g。服药七剂。

2012 年 4 月 21 日二诊，患者带下减少，阴道灼热感消失，外阴已无痒感，但带下有腥味、少腹痛、月经未行、脉弦滑、苔薄黄。处方：柴胡6g、白芍15g、白术10g、茯苓10g、牡丹皮6g、栀子10g、香附10g、黄柏10g、茜草10g、海螵蛸15g、甘草6g、前仁15g、牛膝15g、蒲公英15g、败酱草15g。服药十五剂。

从我的临床经验来看，大部分妇科慢性炎症都与痰湿有关，湿久未化热者多为白带，已化热者多为黄带，带下病久则入络，易兼夹瘀滞，由此而涉及肝、脾、肾三脏病变。在治疗时，首先要从辨认带下的颜色着手，结合腹痛、外阴瘙痒以及月经的情况综合考虑。在治疗时，活血化瘀是一个重要环节，所谓治湿不忘祛瘀，实为经验之谈。蒲公英、败酱草对慢性盆腔炎有较好的作用，且药性平和，不苦寒败胃，可长期使用，唯一不足的是药性较淡，剂量均宜增加。家传调洗秘方：地肤子15g、蛇床子15g、苦参30g、艾叶10g、风化硝20g。使用于外阴瘙痒，常有奇效。

# 感冒与流感篇

感冒与流感是一种不可等闲视之的疾病，古今中外都是一种常见病、多发病，特别是流感及其并发症肺炎，在历史上曾经夺走过成千上万人的生命。现在医学上认为其是由病毒导致的疾病，但目前还没有生产出可以有效杀死病毒的药物。加上感冒病毒变异的能力很强，即使注射了某种类型的感冒疫苗，对其他类型的感冒仍然不起作用。西医对付感冒，主要是对症治疗，多喝开水、保持体温、注意休息，用抗生素控制其并发症，从理论上讲，一般人一周左右可以康复。但是近年来，很多人一旦患上感冒，即经月不愈，有的咳嗽一拖半年，时好时发，困苦不堪。究其原因，除了环境污染、人体抵抗力下降之外，滥用抗生素、过早服用收敛镇咳的中成药，也是其中一个重要因素。中医治疗感冒和流感的基本法则是"扶正祛邪"，特别是在外感初起，无论发不发热，无论属于风寒感冒还是风热感冒，无论体虚或体壮，只要不出汗或汗出不畅，首要措施是发汗解表，均可用葱豉汤，往往可以一汗而愈，热退身凉，但要掌握好时机，发汗透彻而又适当。在确立发汗解表为第一原则的基础上，再结合季节气候的变化、地域的差异、体质的差别等不同的情况、不同的阶段辨证论治，遵循疾病的发展规律，有序地进行遣方用药，往往能缩短疗程，提前治愈。

## 一、寒热治疗

### 1. 风寒感冒

这类感冒往往出现在天气转凉之时，如秋冬季节病人感受了风寒之邪，发热畏寒、头痛鼻塞、鼻流清涕、咳唾清稀痰或咳唾痰黄稠不爽、舌质淡、苔薄黄、脉浮紧，宜用参苏丸加减：党参10g、苏叶10g、葛根10g、前胡10g、法半夏6g、桔梗10g、枳壳10g、陈皮6g、荆芥10g、苍耳子10g、甘草6g、生姜3片、大枣3枚。本方出自《和剂局方》，方中党参益气，苏叶、葛根、荆芥、苍耳子疏风解表，法半夏、陈皮、前胡化痰止咳，桔梗、枳壳升降肺胃之气，甘草调中，姜枣调和营卫，用以治疗感受风寒、头痛、咳嗽痰多清稀、鼻塞流涕等症。若咽喉疼加板蓝根15g、射干10g、浙贝10g；若头痛加白芷10g、防风10g、蔓荆子10g；若咳嗽痰黏加杏仁10g、浙贝10g、桑皮15g；若有食滞加山楂15g、麦芽15g、鸡内金10g。

如果迁延时日，尚未化热，仍然舌淡、口不渴而咽喉痒甚，宜用金沸草散，若表证已解，咳嗽仍不止，转用止嗽散。金沸草散亦出自《和剂局方》，由旋覆花10g、麻黄6g、前胡10g、荆芥10g、法半夏10g、赤芍15g、甘草6g、生姜3片、大枣3枚组成。

本方旋覆花、前胡、法半夏降气化痰；麻黄宣肺止咳；荆芥祛风止痒；赤芍和营散瘀泄热，以防辛散之品温燥太过；甘草和中；姜枣调和营卫。陈修园《医学从众录》云："轻则六安煎，重则金沸草散。"数十年来，我在临床治咳嗽时，不论表里寒热虚实，都喜欢用此方化裁，有病咳嗽甚至缠绵一两个月未愈者，服此汤数贴即可痊愈。在运用时要抓住阵发性咽喉刺痒，气呛于上，忍不住咳嗽为快的主要指征，其中旋覆花、前胡、荆芥为方中不可挪移之品，一以化痰，一以降气，一以祛风止痒，且荆芥用量宜大，旋覆花剂量宜小，以免刺激咽喉反增喉痒，加重咳嗽。另宜加杏仁10g、细辛6g，疗效更佳。细辛为张仲景治疗寒饮咳嗽的要药，称其善降冲逆、专止咳嗽，又有镇静麻醉作用，协调荆芥止痒、止咳。杏仁配麻黄，协同前胡可加强原方宣降止咳的功效。原方中赤芍可改用白芍，组合成芍药甘草汤，可缓解因阵发性呛咳而引起的支气管痉挛，对风寒咳嗽，不论久暂可径用本方。若风热咳嗽，合桑菊饮；若燥热咳嗽，合贝母瓜蒌散；若痰多清稀兼喘、上盛下虚，合苏子降气汤；若脾胃虚弱，合五味异功散。

止嗽散出自《医学心悟》：桔梗10g、荆芥6g、紫苑10g、百部10g、白前10g、陈皮6g、甘草6g。方中紫苑、白前、百部止咳化痰，桔梗、陈皮宣降肺气、止咳消痰，荆芥祛风解表，甘草调和诸药，甘草与桔梗配合清利咽喉，桔梗与紫苑配合可宣畅三焦。本方温润和平，不寒不热，既无攻击过当之虞，大有启门驱贼之势，是以客邪易散、肺气安宁，运用得宜可用于诸般咳嗽。

▶ 医案 1

张某，女，70 岁，新化县人，2014 年 4 月 13 日初诊。

患者于两个月前感冒，低热、咳嗽、鼻塞、喉痒，经县人民医院住院治疗，感冒症状已愈，但仍然咳嗽、喉痒伴胸痛，痰清稀、口不渴，久治不愈。察其舌质淡、苔薄白、脉缓滑，此为脾虚气弱、肺气不降、风痰阻窍所致。处方：党参 15g、白术 10g、茯苓 15g、法半夏 10g、陈皮 6g、金沸草 10g、麻黄 6g、荆芥 10g、僵蚕 10g、前胡 10g、浙贝 10g、细辛 6g、杏仁 10g、白芍 15g、甘草 6g。服药七剂，咳嗽、喉痒已愈。

阳气不足的老弱之人患风寒感冒后往往不发热，只畏寒或仅有低热、头痛、身痛、手足不温，特别怕冷、脉虚大者可用补中益气汤加减。本方出自《脾胃论》，是李东垣先生治疗脾胃气虚、阳气不升的名方，由黄芪 15g、党参 15g、炙甘草 10g、陈皮 6g、白术 10g、当归 10g、升麻 10g、柴胡 10g、生姜 3 片、大枣 3 枚组成。方中黄芪益气为君，党参、白术、炙甘草健脾益气为臣，共收补中益气之功，陈皮、当归理气活血为佐药，升麻、柴胡升举清阳为使药。综合全方配伍大意，一是补气健脾以治气虚之本，一是升提阳气以求浊降清升、脾胃和调，水谷精气生化有源，脾胃气虚、阳气不升诸症可愈。老年体弱之人感冒，常见畏寒、手足冷、身体酸楚疼痛，因体温不高极易被忽视而延误治疗，由于阳气不足，不可径用宣肺解表的方药重伤阳气，治当升阳益气，提高机体免疫功能，稍佐疏风散邪，所谓"正气足邪气自除"即是此意。

### 2. 风热感冒

这类感冒往往出现在天气较热之时，如春夏季节病人感受了风热之邪，发热头痛、微恶寒、口微渴、咽喉不爽、咳痰稍稠、苔薄黄，宜疏风清热、辛凉解表，方用银翘散加味。《温病条辨》中的银翘散为治疗风热外感的著名方剂，方中金银花、连翘清热解毒、轻宣透表，为君药；荆芥、薄荷、豆豉辛散表邪、透热外出，为臣药；牛蒡子、桔梗、甘草利咽散结，竹叶、芦根清热止渴，为佐药；甘草调和诸药，为使药。本方治疗一切外感上焦风热证。用本方的要点是注意服药的方法。一般的感冒咳嗽每天煎一剂，服两次即可，风热感冒则每天服药两剂，四小时一次为妥。叶天士在《温热论》中说："温病传变最速。"风热感冒往往比风寒感冒发展变化快，及时控制非常重要。加之中药是天然药物，比化学合成的西药有效成分低得多，须采用总剂量大、频繁投药的方式使药物有效成分在血液中始终保持较高的浓度，这对迅速控制和治愈疾病是十分有利的。吴鞠通创制的名方银翘散就是采用四小时一次频服法，然而吴先生太过拘泥于"在卫汗之可也，到气方可清气"的原则，在温热病初起避开苦寒药，易致耽误病情。对于重证温病，一开始就要用苦寒药"截断"，加黄芩、栀子苦寒清热，截断病情发展。

风寒感冒或风热感冒，如果表邪未除，表解不彻底或迁延日久，热邪壅肺，易致咳嗽气喘、痰多黄稠、口渴苔黄、脉滑数。宜用麻杏石甘汤加味：麻黄 10g、杏仁 10g、石膏 30g、炙甘草10g。本方出自《伤寒论》，方中麻黄苦温、宣肺解表以平喘，为君药；石膏辛甘寒、清泄肺热以生津，为臣药；杏仁降肺气、止咳喘，为佐药；炙甘草益气和中、平调寒热，为使药。药虽仅四味，但组方严谨、配合巧妙，特别是麻黄、石膏为伍，一辛温，一辛寒，而辛寒倍于辛温，使肺气宣而不至于助热，清肺而不至于留邪，肺气肃降有权，这种相制为用的配伍体现了经方的魅力。若邪热化燥伤阴，出现但咳不止、呛咳、痰黏黄稠、咽干口渴、舌红、苔薄黄、脉数等肺热阴伤、痰阻气逆证候，方用沙参元贝汤滋阴清热、化痰降逆，其药物组成：沙参 15g、金银花 10g、玄参 15g、浙贝 10g、法半夏 6g、黄芩 10g、芦根 15g、天竺黄 10g、板蓝根 15g、瓜蒌 10g、桑皮 10g、杏仁 10g、甘草 6g、桔梗 10g、蝉蜕 10g。方中沙参、玄参、瓜蒌、芦根滋阴润燥；法半夏、浙贝、天竺黄、桑皮降气化痰止咳；金银花、黄芩清肺热；杏仁、桔梗、甘草利咽止咳；尤妙在加蝉蜕辛凉透达以肃肺降，十分切合表解之后肺热阴伤病机。治病之难，难于收尾，尤其是感冒咳嗽，患者每天偶尔咳几声，别无不适，大都不愿意再服药，然而一旦受一点风寒，咳嗽又起，老人小孩尤其如此，可用西洋参 3g、生姜 3 片煎水 100mL，加蜂蜜一匙，每天服一次，十分合适，方中生姜散寒止咳、蜂蜜润肺止咳、西洋参益气生津补虚，生姜得蜂蜜之润则温而不燥，蜂蜜得生姜之温则润而不涩，西洋参得生姜之温散则补虚而不留邪，如果痰多可加金橘饼顺其化痰。我的二舅 83 岁高龄，久咳不已，痰多而喘，就是用我开的这个小方服药月余而愈的。这些药食两用之品，口感甚佳，患者乐于接受。

## 二、季节论治

冬春季为流感、重感冒多发的季节，因为寒邪外束，病人憎寒壮热无汗，体温常高达39℃以上，伴头痛如破、全身肌肉酸痛、脉浮紧，如果口不渴或虽渴而舌淡苔润，宜用荆防败毒散；如果口渴、咽痛、舌偏红、苔薄黄，这是已有内热，可用银翘败毒散；如果体虚迁延日久，表证仍在，用人参败毒散。这三个败毒散被后世广泛用于治疗感冒流感、急性痢疾、产后高热、无名肿痛、急性乳腺炎、急性蜂窝组织炎，是因为其病机同属于邪气在表，故可以通过发汗解表而祛邪于外。我祖父曾说："三个败毒散到处挑着散，九味羌活汤到处挑着行。"说明这两个药方运用得非常广。但是我们在临证时，当患者有发热、恶寒、头痛、身痛等表证存在，或者疾病的趋势有从外而出者，如果不具备表证的证候，则本方不会有效。人参败毒散出自《小儿药证直诀》，由羌活10g、独活10g、柴胡6g、前胡10g、枳壳10g、桔梗6g、川芎6g、党参10g、茯苓10g、甘草6g、薄荷10g、生姜3片组成。方中羌活、独活辛温发散，通治一身上下之风寒湿邪，为君药；川芎、柴胡行血祛风、辛散解肌，并为臣药，助二活祛邪止痛；枳壳降气、桔梗开肺、前胡祛痰、茯苓渗湿，化痰止咳，并为佐药；甘草调和诸药，党参补气以助正气祛邪，生姜、薄荷发散风邪寒邪，皆为使药。本方虽以人参为名，但并不以党参为君，只是为突出扶正在祛邪之中的作用而已。本方去党参加荆芥、防风，名荆防败毒散；去人参、生姜、薄荷加金银花、连翘，名银翘败毒散。属于风寒表证者用荆防败毒散，属于风热表证者用银翘败毒散，属于体虚者用人参败毒散。败毒散所治疗的疾病，大多属于细菌或病毒感染，除了发热之外，其他头痛、身痛、畏冷等症很可能是细菌、病毒的毒素刺激神经所致。通过解表发汗将细菌或病毒的代谢产物随汗而排出体外，减轻了毒素对机体的刺激，缓解了症状，使细菌或病毒的复制和繁殖能力下降，从而令机体的紊乱状态得到纠正。中医解表的综合功能与西医阿司匹林、泰诺林单纯散热降温的作用是不能等同的，在表证阶段及时恰当地运用"汗法"，对于由细菌或病毒引起的感染性疾病，能取得最佳、最快的效果。古人所说的"一汗而愈"就是这个道理。

如果表解未透或迁延日久，外邪未尽而里热已炽，则出现壮热微恶寒，无汗或汗出不多，仍头痛、肌肉痛、鼻干、口渴、舌红、苔黄、脉滑数，宜用柴葛解肌汤清解少阳、阳明之热。本方出自《伤寒六书》，由柴胡 15g、葛根 30g、白芍 15g、羌活 6g、白芷 6g、桔梗 10g、甘草 5g、黄芩 10g、石膏 24g、红枣 3 枚、生姜 3 片组成。方中柴胡、葛根分别走少阳经、阳明经解肌清热，为君药；黄芩、石膏清泄少阳、阳明里热，为臣药；羌活、白芷走太阳经助柴葛解表止痛，桔梗宣肺气助诸药疏泄外邪，为佐药；甘草和营泄热，姜枣调和营卫，为使药。方中柴胡、葛根、石膏用量宜重，不重不足以清泄邪热；羌活、白芷性温用量宜轻，过重则反而助热。

冬春季节的流感、重感冒在初期阶段，往往是湿寒束表继而发热，用以辛凉解表为特征的银翘散之类的温病方基本无效，用以辛温解表为特征的麻黄汤之类的伤寒方疗效也不佳，因其发散风寒、解表泻热之作用虽强，但祛寒除湿之力不够。从魏晋到明清，不少医家创制了不少治疗外感病的名方，人参败毒散、九味羌活汤、柴葛解肌汤即是其中的代表方，在治疗流感、重感冒和其他一些急性传染病上，特别在初、中阶段发挥了很大的作用，虽然很少有人肯定这些医家在理论上的建树，但绝不能忽略了其方剂在临床实用价值方面的不可取代的作用。

夏季天气不仅炎热且多挟湿，倘若贪凉受寒表气闭郁，则病人出现发热、恶寒、无汗、头痛、周身酸痛或兼有口渴、小便黄等证候，宜用《和剂局方》的香薷饮加减，方中香薷辛温发汗、芳香祛湿，厚朴行气宽中化湿，扁豆健脾利湿，合而治疗暑天寒湿束表的证候。古人云"夏月之香薷，犹冬月之麻黄"，言香薷发汗作用强大，擅长发汗祛湿解表，但在病无表证时，不可随意使用。对于本方的运用，李时珍有一段中肯的论述："世医治暑病，以香薷饮为首药，然暑有乘凉饮冷，致阳气为阴邪所遏，遂病头痛，发热恶寒，烦躁口渴，或吐或泻，或霍乱者，宜用此药，以发越阳气，散暑和脾。若饮食不节，劳役苦作之人伤暑，大热大渴，汗泄如雨，烦躁喘促，或吐或泻者，乃劳倦内伤之证，必用东垣清暑益气汤、人参白虎汤之类，以泻火益元气也。若用香薷之药，是重虚其表而又济之以热矣。"故本方的病机在表气闭塞，无论是暑湿闭表，还是寒湿闭表，只要是表闭无汗，即可加减使用本方。香薷饮加金银花、连翘改扁豆花，名新加香薷饮，重在宣发上焦气分之寒湿暑热，症见恶寒无汗、头痛、发热、身重体痛、口微渴、面赤、苔薄黄微腻等。香薷饮加黄连，名四味香薷饮，辛温与苦寒并用，适合于寒湿束表、暑湿内蕴的病机，除了临床有恶寒无汗、头痛发热等表证之外，当有口渴心烦、腹痛吐泻证候。十味香薷饮则合五味异功散加黄芪、木瓜发汗健脾，宣化表里之寒湿，当有腹胀、吐泻乏力、脚转筋、恶寒无汗等证候。如果腹痛、腹泻、呕吐宜用《和剂局方》的藿香正气散。

长夏是夏秋之间的一段时日，此时暑气与湿气并重，若患者出现头重酸胀、胸闷纳呆、发热恶寒、上午身凉、下午身热、舌质淡苔薄、口不渴、脉弦细而濡等一系列热为湿裹的证候，宜用三仁汤。如果湿热俱盛，身热汗出热解，继而复热，身痛脉缓，宜用黄芩滑石汤。如果高热持续不退，面色红赤，舌苔黄腻，脉洪数，宜用三石汤。

此三方为长夏湿热感冒而设，均出自《温病条辨》三仁汤，方中杏仁宣通上焦肺气，气化者湿易化；白薏仁芳香醒脾，以化中焦湿滞；半夏、厚朴燥湿消痞、行气散满；竹叶、滑石、通草甘淡渗利。本方治疗湿温病初起邪气逗留气分、湿重热轻之证，通过上下分消，使三焦通畅、湿化热清。湿温病初起，其辨证要点在"舌白不渴""胸闷不饥""脉弦细而濡"。四季外感病，无论初起或迁延日久，只要见到以上舌脉症，均须考虑为湿温病。午后发热易误诊为阴虚，但阴虚当舌红而干，脉细数，不可能有以上舌脉症，若用滋阴退热药，不仅无效，反而会导致疾病缠绵不愈。因此，掌握好湿温病的辨证要点，在临床上有重要意义。黄芩滑石汤中，黄芩清泄湿热，茯苓皮、猪苓、滑石、通草清热利湿，白蔻、大腹皮理气化湿，诸药合用而使湿去热清。本方可作为三仁汤的后续方，治疗湿温病汗出热解，继而复热，舌淡黄而滑之症，属疾病仍在气分，中焦不能化湿，但湿已开始郁而化热，然而尚未形成燥热之证，辨证的重要标准为"舌淡黄而滑"。三石汤中，杏仁宣开上焦肺气，石膏、竹茹清泄中焦邪热，滑石、寒水石、通草通利下焦湿热，金银花、金汁清暑解毒，诸药合用宣通三焦，清热利湿解毒，使湿热之邪清彻。金汁今已不用，改用土茯苓、大青叶、人中黄等代替。三石汤为黄芩滑石汤的后续方。暑湿为邪，热重于湿，患者高热不退、胸脘痞闷、大便溏泄。大凡暑热伤气，湿浊阻气，宜三焦分清，皆以芳香淡渗之药疏肺气而和膀胱，治湿不用燥热之品更符合暑温病机。这三方是吴鞠通治疗湿温病湿热流连气分的一组前后递进的方剂。三仁汤证是湿温病初起，湿重热轻，发热的特点是午后身热，状若阴虚；黄芩滑石汤证是湿已开始化热，发热的特点是汗出热退，继而复热；三石汤证是热重于湿，发热的特点是暑湿蔓延三焦，持续高热。掌握好这三首方的用法及证候特点，对治疗外感病有极其重要的价值。

在秋季，一般人都会感到皮肤干燥、大便干结、鼻咽干涩、头发干枯脱落，这是秋燥所致。可以采用一些食疗的方法，不必当作疾病治疗，如喝开水、吃水果等。若微热不恶寒、咽喉痒痛、咳嗽喘促、痰黏稠不易咯出，宜用沙银元贝汤加味：沙参15g、金银花10g、玄参10g、浙贝10g、桑叶10g、杏仁10g、板蓝根15g、芦根15g、天竺黄10g、天花粉10g、蝉蜕10g、枇杷叶10g、甘草6g。方中桑叶、蝉蜕轻清温邪；浙贝、杏仁、枇杷叶、天竺黄、芦根化痰止咳；沙参、玄参、天花粉养阴润燥；板蓝根、金银花清热解毒；甘草调和诸药。全方辛润化痰止咳，用以治疗温邪袭肺化燥伤阴所致的发热咽痛、呛咳、痰难咯等证。凉燥感冒初起头痛、鼻塞、身热、恶寒无汗、咳嗽痰清稀，其症与风寒感冒无异，唯唇干咽燥、喉痒、呛咳不同，宜用杏苏散加减，处方：苏叶10g、杏仁10g、法半夏10g、前胡10g、枳壳10g、桔梗10g、茯苓 10g、陈皮 6g、炙甘草 10g、生姜 3 片、红枣 3 枚。

从我的临床经验来看，感冒一般可分为胃肠型感冒和呼吸道感冒两大类。胃肠型感冒以急性呕吐、腹泻、腹痛为主要证候，主方可选藿香正气散；呼吸道感冒以头痛、发热、咳嗽为主要证候，属于热证，主方可选银翘桑菊饮，属于寒证或"寒包火"者可用参苏饮、杏苏散。风寒未除、内已化热的可用《医宗金鉴》中的杏苏饮，即杏苏散去茯苓加桑皮 10g、黄芩 10g、浙贝 10g、麦冬 10g。《和剂局方》的藿香正气散，由藿香 10g、白芷 10g、苏叶 6g、厚朴 10g、白术 10g、大腹皮 10g、陈皮 6g、法半夏 10g、茯苓 10g、桔梗 10g、甘草 6g 组成。方中藿香芳香化湿、和胃止呕，兼解表邪，为君药；苏叶、白芷、桔梗宣散解表，法半夏、陈皮和胃化痰，厚朴、大腹皮消胀除满，白术、茯苓健脾利湿，均为臣药；甘草调和脾胃，为佐使药。诸药合用，使风寒得以表散，湿浊得以温化，脾胃得以和调，则寒热、吐泻、腹痛诸症可除，适合于胃肠型感冒和急性胃肠炎初起，以腹痛、呕吐、腹泻、舌苔薄白或白腻为主证，兼有寒热头痛、身痛等表证。这类疾病一年四季均可发生，且发病率高，凡饮食不洁、消化不良又贪凉饮冷或水土不服、季节交替均可影响到胃肠功能而出现以上证候。选择本方，实为经验所得。

四季温病，按照病机可分为燥热与湿热两类，在暑季则分为暑湿与暑温。燥热为邪，在气分者，当以甘寒清热养阴为主，如人参白虎汤、三石汤；湿热为邪，在气分者，当以清热化湿为主，如三仁汤、黄芩滑石汤。当暑温之邪耗气伤阴，出现体倦少气、口渴汗多、舌红而干、脉虚数时，可用王氏清暑益气汤或生脉散等。当暑湿之邪耗气伤阴，出现体倦少气、头晕乏力、胸闷不畅、舌苔黄腻、脉虚软时，则是李氏清暑益气汤所主。二方不可替代。

《温热经纬》中的清暑益气汤，又称王氏清暑益气汤，由西洋参 5g、石斛 15g、麦冬 10g、黄连 3g、竹叶 10g、荷梗 15g、知母 6g、甘草 3g、粳米 15g、西瓜翠衣 30g 组成。方中西洋参益气生津、养阴清热，合西瓜翠衣清热解暑，为君药；荷梗助西瓜翠衣清热解暑，石斛、麦冬助西洋参养阴清热，为臣药；知母、竹叶清热除烦，粳米、甘草益气和胃，为佐使药。诸药合用，使暑热得清，气津得复而诸症除。

《脾胃论》中的清暑益气汤，又称李氏清暑益气汤，由黄芪 15g、党参 10g、炙甘草 6g、升麻 10g、葛根 30g、白术 10g、当归 10g、陈皮 6g、青皮 6g、麦冬 10g、五味子 6g、苍术 12g、黄柏 12g、泽泻 10g、神曲 10g 组成。本方以补中益气汤健脾益气，加苍术、黄柏清热燥湿利湿；加麦冬、五味子养阴；加神曲以运化；其中，白术、苍术同用，目的在一静一动，加强扶正祛邪作用；青皮、陈皮同用，目的在一升一降，加强调节全身气机。改柴胡为葛根，旨在升提阳明脾胃之气，又可升津养阴。诸药合用，共奏健脾升阳、益气养阴、清热利湿之功。二方同名，均有清暑益气的作用，主治暑病兼气虚之证。但王氏清暑益气汤重在养阴生津，宜暑热伤津耗气之证。李氏清暑益气汤清暑生津之力稍逊，侧重健脾燥湿，用于元气本虚、伤于暑湿者。临床运用应加区别。

## ▶ 医案2

张某，男，42岁，新化县上梅镇人，2014年6月10日初诊。

患者于三年前夏季感冒，拖延月余才好，其后每进入夏天即浑身不适，或发低热或周身乏力、头目昏沉、困乏思睡，工作效率低，饮食无味，身体消瘦，大便溏薄。夏季一过，即慢慢恢复正常，曾做过肝功能、血常规、胸片检查均未发现异常。现已发热七天，前来就诊。察其面色淡黄、神情憔悴，自诉身乏无力、头目昏沉、思睡、腹胀纳呆、小便黄、大便溏薄、黏滞不爽，每至下午即感全身烘热，体温37.5℃，晚上11时左右热退汗出，舌质淡、苔黄腻、口不渴、脉虚软，此为疰夏，当益气养阴、清热利湿。处方：黄芪20g、当归10g、葛根20g、党参15g、白术10g、苍术10g、黄柏10g、泽泻10g、陈皮10g、厚朴10g、升麻10g、扁豆15g、神曲10g、黄连6g、青皮10g、甘草6g。

2014年6月18日复诊，服上方后，不再发热，感到神清气爽、全身轻快，大便正常，饮食有味，小便量增多，色淡黄，舌质淡，苔薄黄，脉濡。处方：黄芪20g、当归10g、党参15g、白术10g、茯苓15g、升麻6g、葛根15g、山楂15g、神曲15g、麦芽15g、陈皮10g、扁豆10g、甘草6g。服药十剂，精力充沛，食欲较佳，小便清长，察其面色红润、舌质淡、苔薄白。嘱其停药观察。

经常罹患感冒之人，多年老体弱，或各种原因导致抵抗力下降，中医责之阳气不足，可常服补中益气丸或玉屏风散。夏天暑月，一旦感冒胃口不开，食欲下降，即可用藿香正气散加生姜大枣煎汤，日服三包，如果小便热加服六一散。此外，很多易得感冒的人，鼻咽部长期存在慢性炎症，每每容易被感冒诱发，这种人多为火体，内有伏热，小儿尤多，切不可视作阳虚而用补中益气丸、玉屏风散等温补药，可常服泻白散或金银花茶、板蓝根冲剂等清解。

# 妇科内分泌失调及功能性疾病篇

## 一、不规则出血

### 1．功能性子宫出血

一般而言，适龄妇女每28天左右来一次月经，颜色红、量中等、四五天干净。如果在非月经期间出血，或月经期延长一周以上，检查并无子宫肌瘤等器质性病变，称为功能失调子宫出血，简称功血，多为青春期黄体不健全或青春期、更年期激素水平大幅度波动所致。出现在青春期的多与下丘脑发育成熟不全有关。如果月经周期基本正常，但月经量明显增多，失血量超过80mL，基础体温双向，又无器质性病变，月经到时能自止的经水过多证，可能与子宫局部前列腺素平衡失调有关，也可以称为功血。但月经量多而又伴随着月经周期紊乱，则应当从周期紊乱的角度考虑。中医将这种不规则出血称为"崩漏"，以来势急、血量多为"崩"，以来势缓、淋漓不尽为"漏"。对此，自古以来，中医积累了丰富的经验，分"塞流、澄源、复旧"初、中、末三期治疗，体现了"急则治其标，缓则治其本"的指导思想。临床上对功血的辨证治疗，大致可分为两大类。

实证、热证患者在非月经期突然大量出血，血量多、血色鲜红，或者出血量虽不多，但绵绵不已达一周以上，或崩与漏交替进行，或虽属月经期出血，但月经量超出正常，患者虽然出血，但面色红润、精神正常、舌红口渴、小便干结、脉数，称为血热妄行，当用《妇人大全良方》四生饮：生侧柏叶12g、生艾叶10g、生荷叶10g、生地15g，捣汁生服。方中生侧柏叶凉血止血，生地清热凉血并能养阴生津，生荷叶、生艾叶止血散瘀，同时加用鲜茅根20g、鲜藕节20g合而治疗血热妄行的各种出血证，但须中病即止，不可久用。同时内服固经丸加味。固经丸出自《医学入门》，为明代以来治疗血热崩漏的专方，方中龟板益肾而滋阴降火，白芍柔肝而敛阴益血，黄柏、黄芩清热泻火止血，椿根皮性寒收涩、燥湿清热，香附疏肝解郁，加水牛角、生地、牡丹皮、赤芍清血止血，加生地榆、小蓟凉血止血。血中夹有瘀块，加生蒲黄10g、血竭5g、荆芥炭10g、棕榈炭10g活血止血。

虚证、寒证患者崩漏，出血量多或连绵不已、血色淡、面色白或萎黄、头晕、倦怠乏力、口不渴、舌淡、脉沉细无力或浮大无力，此为气不摄血，当用《十药神书》独参汤，即高丽参30g浓煎，多次频服。大量出血、全身状况不佳的危急关头，不能见血止血，应当益气摄血，以救脱为主。"血脱益气"是中医治疗所有出血证的一项重要原则，独参汤是其代表方，一味高丽参，大剂量、浓煎、频服，借其气雄力专，挽回将脱之元气。元气得以恢复，见血能自止。这就是"气为血帅""气能摄血"理论的具体运用。如无高丽参，吉林人参亦可，但剂量要大。

据药理研究，西洋参与高丽参基本相同，有效成分都是人参皂苷。但中医在临床使用时差别很大，必须辨证用药。高丽参或吉林人参性温，可益气温阳，适合于阳虚有寒气之人，这类人一般血压低、体温低、基础代谢低，属于寒体，怕冷不怕热。西洋参，又称花旗参，原产于美国、加拿大。清代中期才传入中国，故李时珍《本草纲目》尚无记载。西洋参性凉，可益气养阴，适合于阴虚有热之人，这类人一般体温高、基础代谢水平高、血压高，属于火体，怕热不怕冷。西洋参用于寒体之人尚无大碍，但高丽参用于火体之人则可能引起血压升高、头晕、烦躁、咽喉疼痛、鼻出血等。所以，从古到今，人参不可乱用，乱用可导致中毒，大部分是指这种阴虚有火而误用高丽参产生"火毒"的情况。但是在崩漏、大量出血时，身体大部分处在阳气虚的状态，用西洋参则药不对症，用高丽参则往往可以很快扭转身体严重失调状态，通过机体的自我调节达到止血的目的。使用人参时必须浓煎或久蒸，才能充分发挥药效。

如果兼见四肢厥冷、面色㿠白、冷汗淋漓、出血盈盆、脉浮大无伦，用《伤寒论》四逆汤加人参。处方：生附片15g、干姜10g、炙甘草10g、高丽参10g。方中大辛大热之附片为君药，附片通行十二经、走而不守，为温补先天命门真火第一要药；干姜温中焦之阳而除里寒、守而不走，为臣药；炙甘草益气温中，既能解毒，又能缓附姜辛烈之性，三者合而回阳救逆，为救治少阴病四肢厥冷、下利清谷、脉微欲绝等阳气虚衰的名方，加高丽参则更有益气固脱的作用。

出血量多、头晕眼花、面色无华、脉弱无力，但情况尚不危急的患者，用《傅青主女科》固本止崩汤。该方由当归补血汤合理中汤加熟地组成，方中黄芪大补脾肺之气，以裕生血之源，当归益血和营，以使阳生阴长；熟地配伍人参，气血双补；理中汤温中益气摄血；加荆芥炭、三七、蒲黄消瘀止血。此方重在固本而不在止血，意在防脱而非救脱，澄源为主，兼以塞流，以补养固守为特点，适合运用于崩漏日久而神情均不危急时。若食少便溏、失眠多梦，归脾养心丸为对症之药方。本方主治心脾两虚证，心藏神而主血，脾主思而统血，思虑过度、劳心伤脾、脾气虚则统摄无权，妇女血海不固、崩中漏下。方中参、芪、术、草、姜、枣甘温补脾益气；当归养肝而生心血；茯神、枣仁、龙眼肉养心安神；远志交通心肾而定志宁心；木香理气醒脾，以防益气补血滋腻滞气有碍脾胃运化，组合成方益气补血、健脾养血，使脾复摄血之职，其不在止血而血自止矣。

无论实证、热证、寒证、虚证，崩漏之时，都要观察瘀血的有无，考虑是否掺以活血化瘀的治疗方法。治疗功血证在用药方面最难处理的是止血与活血的矛盾。因为血得寒则凝，得温则行，用凉药不可过寒，过寒则血流缓慢，增生瘀血；用温药不可过热，过热则血流加速加重出血，炭类药止血效果好，但强力收涩容易致瘀，活血药可以化瘀，但开破之品易动血，故必须谨慎从事，才能取得较好的疗效。功血证的善后治疗也不可忽视，是防止复发的一个重要环节。崩漏的根本原因主要与肾虚冲任不固和肝脾两虚、肝不藏血、脾不统血两大因素有关。属实热证的崩漏，善后多以滋肾养阴清虚热为主，可用大补阴丸或六味地黄汤加减。属虚寒证的崩漏，以脾虚为主的，可用归脾汤加减；以血虚为主的，可用胶艾四物汤加减。

此外，妇女绝经之后多年，忽然阴道流血，称为"老年血崩"，可用傅青主的加减当归补血汤，一般的功血几剂药即可止血，但必须做进一步检查，以防妇科肿瘤或其他病变。加减当归补血汤：黄芪30g、当归30g、三七末10g、冬桑叶30g、白芍30g、白术12g。

傅青主先生曰："夫补血汤乃气血双补之神剂。三七根乃止血之圣药，加入桑叶滋其肾中之阴，又有收敛之妙耳。但老妇阴精既亏，用此方以止其暂时之漏，实有奇功，不可责其永远之绩者，以补精之味尚少也。"故此，岳美中先生将冬桑叶加至30g，并加白芍30g、白术12g，并说："用此方止血，关键在白芍、桑叶用量要大。"

▶ **医案1**

伍某，女，新化县人，2014年4月20日初诊。

患者近年来月经提前七天，经前少腹胀痛，月经色鲜红，量特别多，15天左右干净，余无不适感觉。本次月经20天尚未干净，并有口渴、心烦、肢软乏力、小便黄等症，就诊时面色红，脸部满布红色皮疹，脉弦滑、舌质红、苔薄黄，辨证为血热妄行，拟犀角地黄汤合加减固经丸。处方：水牛角20g、生地20g、赤芍15g、牡丹皮10g、龟板10g、黄柏10g、黄芩10g、白芍15g、侧柏叶15g、炒地榆15g、荆芥炭10g、香附10g、炙甘草10g。服药七剂。

2014 年 4 月 28 日复诊，服药一剂，月经干净，但仍然坚持服完七剂，现临床无不适感，为防下次月经量多，需继续服药，这是由于青春期下丘脑发育成熟不全，激素水平波动大所致，中医认为是肝肾不足、疏泄失调所致。处方：柴胡 6g、白芍 15g、当归 10g、白术 10g、茯苓 15g、生地 15g、菟丝子 10g、女贞子 20g、旱莲草 20g、香附 10g、炙甘草 20g、牡丹皮 6g、炒栀子 10g。服药十五剂，这次月经量比上次量少，七日经净，并且月经周期接近正常。嘱其按原方在经前十天服药七剂，以巩固疗效。

### 2. 排卵期出血

两次月经之间为排卵期，一般有少量透明的白色分泌物，基础体温比平时略微升高。如果白带中夹杂着血丝，红多于白或完全是鲜血，量不多，可持续几天，则为排卵期出血。西医认为是排卵期卵泡破裂，血液内雌激素水平下降所致，当排卵后，黄体形成雌激素、孕激素分泌足够时，内膜又被修复，故而血止。中医则认为是相火妄动、血海不宁。临证时一般分为阴虚血热和肝经湿热两大类。排卵期出血的病机与治疗，不能够与功能性子宫出血同等看待。月经过后的排卵期，古人称作"氤氲之候"，在生理上存在着阴阳消长、孕育生命的特殊机制。月经周期的变化是一个阴阳转化的过程，"经后期"以阴长为主，为氤氲期的到来奠定转化基础，"经间期"由于阴分增长到一定程度而致重阴必阳，开始出现第一次转化，"经前期"以阳分增长为主，为孕育或排泄月经作第二次转化准备。由此推断，经后期至经间期是一个以阴分增长为主的过程，经间期气血活动显著加强而出现排卵，而排卵后阴分不足不能重阴转阳，使血海失宁，导致出血，我们称之为阴虚血热，症见血色鲜红，兼见舌红口干、脉细数，治当滋阴凉血。用大补阴丸、二至丸、六味地黄丸、犀角地黄汤四首方剂加减合方，用药应不过凉、不滞塞、不滋腻，以防助阴太过而妨碍阳气的升发，影响下次月经的生成。另外服药的时机非常重要，必须从月经来的第一天算起，七天后开始服药，这个时段正是走向重阴的阶段，连服 7～10 剂，以药力助阴长、宁血海，才能使血不妄动。

处方：生地 20g、龟板 10g、黄柏 10g、知母 10g、女贞子 20g、旱莲草 20g、淮山药 15g、牡丹皮 10g、茯苓 10g、山茱萸 10g、赤芍 15g、水牛角 20g、地榆 15g、小蓟 10g、侧柏叶 15g。

全方以养阴为主，止血为次，标本兼治。肝经湿热出血的特点是白带多、有腥味、出血量少而不畅或淋漓不止，伴有少腹痛、腰痛，而少腹一侧有压痛感，小便黄、苔黄腻、脉弦滑，治当清肝利湿，方用龙胆泻肝汤合八正散加减。

处方：龙胆草 6g、当归 10g、生地 15g、柴胡 6g、黄芩 10g、瞿麦 10g、萹蓄 10g、前仁 15g、牡丹皮 10g、蒲公英 15g、败酱草 15g、香附 10g、荆芥穗 10g、甘草 6g、赤芍 15g。

全方清肝泄热、利尿渗湿，适用于治疗肝经湿热所致的赤白带下，又可治疗卵巢炎症引起的排卵期出血。

排卵期出血是属于阴虚血热，还是属于肝经湿热，其辨证要点在于白带的多少。血多带少的，大部分属于阴虚血热；血少带多的，大部分属于肝经湿热。少腹一侧有压痛感，往往是卵巢有炎症导致排卵期出血的指征。

▶ **医案 2**

刘某，女，24 岁，新化县人，2013 年 7 月 16 日初诊。

患者月经周期正常，月经量一般，经前少腹胀痛、乳房胀痛，但经后疼痛减轻，未予治疗，近三个月来，月经干净后七天左右又出现了阴道出血，量不多，且有少许白色分泌物，右侧少腹压痛明显，脉缓滑、苔薄黄、质淡红，此为排卵期出血证，属阴虚血热。处方：生地 20g、黄柏 10g、知母 10g、龟板 15g、赤芍 15g、牡丹皮 10g、香附 10g、女贞子 15g、旱莲草 15g、侧柏叶 10g、地榆 15g、荆芥穗 10g、蒲公英 15g、败酱草 15g、甘草 6g。服药后第三天血止，少腹胀痛减轻，2013 年 7 月 27 日复诊诸症消除，嘱其在下次月经干净后继服十剂，以防止下次排卵期出血。处方：生地 20g、黄柏 10g、知母 10g、淮山药 15g、牡丹皮 10g、茯苓 10g、山茱萸 10g、泽泻 10g、女贞子 20g、旱莲草 15g、龟板 10g、香附 10g、橘核 20g。连服三个月后，患者反应月经正常，已无不适感觉，并已怀孕两个月。

## 二、月经周期紊乱

妇女月经周期一般为 28 天左右，提前或推后一周以上，或者月经前后不定期，统称月经周期紊乱。月经周期紊乱的原因主要是内分泌失调、卵巢功能紊乱、慢性炎症，部分是上环和患有子宫肌瘤、卵巢囊肿等所导致。中医治疗除了要注意月经周期之外，还要问及月经的色泽、血块的有无、白带的多少、全身的状态，进行综合分析考虑。

月经提前、量少、色泽鲜红、黏稠，兼见舌红无苔、口苦口渴、脉细微，为阴虚血热，用两地汤加味。处方：地骨皮 30g、生地 30g、玄参 30g、麦冬 15g、白芍 10g、阿胶 10g、旱莲草 20g、女贞子 20g、牡丹皮 10g、栀子 6g、香附 10g、麻仁 15g、甘草 6g。

傅青主先生说："先期者火气之冲，多寡者水气之验，故先期而来多者，火热而水有余也；先期而来少者，火热而水不足也。""治之法，不必泄火，只专补水，水既足而火自消矣，亦既济之道也。方用两地汤。""此方之用地骨、生地，能清骨中之热。骨中之热，由于肾经之热，清其骨髓，则肾气自清，而又不损伤胃气，此治之巧也。"两地汤中，地骨皮、生地配合，凡是病机为阴虚有热的，均可应用为君药；玄参补肾水降虚火，麦冬养胃阴清心火，为臣药；白芍、阿胶和血补血，增加月经量，为佐使药。药仅六味，丝丝入扣。加二至丸清润滋阴养血，加牡丹皮、栀子凉血清热，加麻仁润肠通便，加香附通行十二经，加甘草调和诸药。月经先期而量少、色红、大便不稀溏者均可运用。若有血块，加蒲黄；若便溏，减去玄参、阿胶、麻仁，加山楂、神曲、麦芽以健胃助食。

月经提前、量多、色泽鲜红或紫黯，或有血块，兼见舌红苔黄、口苦口渴、黄带、脉滑数，为肝经血热，治宜滋肾柔肝、清热凉血，方用丹栀逍遥散合清经散加减。处方：柴胡 6g、白芍 15g、当归 6g、白术 10g、茯苓 15g、牡丹皮 10g、炒栀子 10g、生地 15g、黄柏 10g、地骨皮 15g、地榆 15g、蒲黄 10g、甘草 6g。丹栀逍遥散出自《内科摘要》，由逍遥散加牡丹皮、栀子组成，主治肝脾两虚、化火生热。肝为藏血之脏，性喜条达而主疏泄，体阴而用阳，必须水以涵之，土以培之，然后得遂其生长之息。若七情内伤或六淫外束，则木郁而疏泄不利，病变多矣。方中当归、白芍养血以涵其肝木，茯苓、白术、甘草补土以培其本，柴胡顺肝之性而使之不郁，合傅青主先生的清经散，以地骨皮、生地、牡丹皮清热凉血，以黄柏、栀子坚阴清相火，加地榆等清热凉血止血之品，以泄肝木而复其疏泄之能，则月经先期而量多、色泽鲜红或紫黯等证属肝经血热者可用矣。

月经提前、量多、色泽淡而清稀，兼见面色㿠白、头晕乏力、食欲不振、舌淡脉弱，为肝脾不调、脾胃气虚所致，方用归脾汤加阿胶、艾叶，可与功血同治。

月经推后、量少、色泽紫黑，兼见少腹胀痛、舌淡紫、脉涩，为肝郁血滞，治当疏肝郁、散血滞，方用四逆散合桃仁四物汤加味。方中四逆散疏肝解郁、理气止痛，桃仁四物汤养血活血，但宜在经后21天开始服药，即月经前一星期服药七剂。如果经前腹痛剧烈，可加失笑散、五灵脂、蒲黄。

月经推后、量多、色泽晦暗或清稀，兼见少腹冷痛、腰肋不舒或痛、舌淡脉弱，为气血两虚，方用人参养荣汤加味。处方：黄芪30g、当归10g、熟地15g、白芍15g、川芎6g、人参10g、白术10g、陈皮10g、肉桂6g、五味子10g、炙甘草10g、续断15g、香附10g。此方大补肝脾肾之精与血，加肉桂以祛寒，加香附以理气，补中有散，而散不耗气，补中有泻，而泻不损阴，所以经来推后、量多且清稀、少腹冷痛等证属气血两虚者可用。

月经后期不尽属寒证，即使属寒，亦有量多、量少之分，量多者固多，量少者亦属常见。此外因气血两虚或阴虚水亏，血海不能按时充盈，以致后期量少者，则应审其脉症，分别以补养气血及滋阴壮水而治。亦有肝郁气滞致经期后期者，则应从疏肝解郁着手；有妇科严重炎症，月经后期属于热证、湿热证的亦不在少数。总之，经期错后只是现象，其病成因有寒有热、有虚有实，若只取一点，不及其余、不知变化，鲜有不铸成大错。

### ▶ 医案 3

李某，女，32 岁，新化县上梅镇人，2014 年 7 月 21 日初诊。

患者近年来月经推后，有时推后七八天，有时推后十五天左右，有时隔月来一次。月经量极少，色黑，没有其他不适的感觉，曾服过黄体酮，月经量增多，长达三天左右，后听人说黄体酮为激素类药，怕体重增加而停止服用。本次月经 7 月 20 日来，量极少，淋漓半天即干净，色黑且推迟十五天左右。察其面色不华、舌淡、苔薄白、脉缓滑，诊断为肝肾阴虚、卵巢功能减退，方用逍遥散合二至丸加味。处方：柴胡 6g、白芍 15g、当归 10g、白术 10g、熟地 15g、女贞子 15g、旱莲草 15g、菟丝子 15g、茯苓 15g、茜草 6g、海螵蛸 15g、炙甘草 10g、益母草 30g。服药十五剂。

患者服药后无任何反应，脉舌同前，于是大补气血，方用人参养荣汤加味：黄芪 30g、当归 10g、川芎 15g、白芍 15g、熟地 20g、人参 6g、白术 10g、桂枝 10g、五味子 6g、远志 10g、炙甘草 10g、陈皮 6g、益母草 30g。

患者服药十三剂，2014 年 8 月 18 日月经来潮，色暗不华，第二天月经色泽淡红，三天后经血干净。嘱其于经后期服上方十剂，连续三个月。现患者月经周期正常。

月经周期前后不定，如果经前心烦易怒、乳房胀痛、经血量多兼有血块、口苦舌红、脉弦数，为肝郁脾虚、血虚有热之证，用丹栀逍遥散加味。处方：柴胡 6g、白芍 15g、赤芍 15g、当归 10g、白术 10g、茯苓 15g、牡丹皮 10g、炒栀子 10g、香附 10g、何首乌 10g、茜草 6g、海螵蛸 10g、甘草 6g。如果经前腰膝酸软、头晕失眠、月经量少、舌质淡、脉细弱，为肝肾精血不足，用黑逍遥散加味补益肝肾。处方：柴胡 6g、白芍 20g、当归 15g、熟地 20g、淮山药 15g、茯苓 15g、女贞子 20g、旱莲草 15g、菟丝子 15g、何首乌 15g、茜草 6g、海螵蛸 15g、炙甘草 10g。

妇科慢性疾病大多与肝脾失调有关，肝为女子先天，肝血不足、肝失疏泄、脾失健运、生化之源亏乏、血虚、血瘀是其常见之证，加之女子特性，多忧善思、七情内结、血虚有热，更是致病之因。丹栀逍遥散合二至丸、四乌贼骨一藘茹丸是治疗妇科疾病的通用方，其方疏肝健脾、养血滋阴、活血行瘀、清热宁神，其药性平和，将补、养、通、调、清诸法汇集于一方，对于气血亏损又有瘀血、虚实夹杂而又寒热不显的痛经、崩漏、月经先期、月经后期、月经前后不定，只要符合虚瘀病机，常可考虑使用，特别是脸上出现色素沉着的中年妇女服用几十剂，可使月经正常，面色光泽，色斑消失。处方：柴胡 6g、白芍 15g、当归 10g、白术 10g、茯苓 10g、女贞子 15g、旱莲草 15g、菟丝子 15g、何首乌 20g、茜草 6g、海螵蛸 15g、牡丹皮 6g、炒栀子 6g、炙甘草 10g。

## 三、闭经

闭经分为原发性闭经与继发性闭经。原发性闭经多为器质性疾病，中医药治疗无效。继发性闭经则主要是内分泌紊乱和卵巢功能紊乱所致。西医主要使用黄体酮之类药物，疗效很快，但容易产生依赖性，并常可导致激素水平紊乱而出现囊肿、子宫肌瘤。因此，我常叮嘱患者要少使用黄体酮类的药物。青年女性工作学习高度紧张，精神压力大；未生育妇女多次刮宫、人工流产，使子宫内膜变薄；中青年妇女的多囊卵巢综合征；未到绝经期的中年妇女卵巢萎缩、早衰等都是导致继发性闭经的主要原因。此外，甲状腺、肾上腺功能紊乱，肺结核，服用减肥药、避孕药不当，也可导致闭经。

中医治疗闭经最重要的是要分清虚实。

属于实证的闭经，虽然月经数月不来，但身体呈现周期性反应，即每月总有几天少腹坠胀、阴道分泌物增多、烦躁失眠、乳房胀痛、月经似来不来。若以少腹坠胀为主，属气滞血瘀，用《医林改错》中的血府逐瘀汤加味；若以心烦失眠为主，属精神压力大，用逍遥温胆汤加味。但是服药的时机要抓住，在出现周期性反应时即对症用药，往往效果更佳。

血府逐瘀汤为四逆散与桃红四物汤合方，加牛膝、桔梗，一则下行，一则止行，调节气血的升降出入，对脏腑各种气滞血瘀病症均有疗效。

逍遥温胆汤为逍遥散与温胆汤合交感丸组成。处方：柴胡 6g、白芍 10g、当归 10g、白术 10g、茯神 15g、香附 10g、法半夏 10g、陈皮 10g、枳壳 10g、黄连 6g、甘草 6g、茜草 10g、海螵蛸 15g。本方以逍遥散疏肝健脾解郁，以温胆汤清热化痰宁神，以交感丸安神定志，以蘆茹丸活血调经。学习工作高度紧张则肝气郁结，日久化热生火以致肝肾精血亏损，故疏肝解郁、健脾化痰、清热宁神的逍遥温胆汤对因精神因素引起的闭经，确有明显的疗效。

属于虚证的闭经，大多是肾虚、肾气不充、肝肾精血不足导致经脉不通、冲脉不盛、任脉不充、血海空虚而闭经。临证时患者历来月经量少，逐渐稀少而闭止，阴道干涩、性欲减退、腰膝酸软。偏阴虚者则面色晦暗、眼眶黑、少腹空冷、四肢不温、舌淡胖、脉沉细无力，方用胶艾四物汤合右归丸。偏阳虚者则面色潮红、五心烦热、身体消瘦、舌嫩红少苔、脉细数，可用胶艾四物汤合左归丸加减。

胶艾四物汤即《金匮要略·妇人妊娠篇》中的芎归胶艾汤，统治诸种血虚证。夫补血者当求之肝肾，方中地黄入肾壮水补阴，白芍入肝敛阴益血，二味为补血之正药，然血虚多滞，经脉隧道不能滑利通畅，又恐地芍纯阴之性无温养流动之机，故加当归、川芎辛香温润，能养血而行血中之气。阿胶养血，艾叶暖宫，炙甘草健脾益气以助生化之源，组合得体，补血而不滞血，行血而不破血，补中有散，散中有收，构成治血要剂。

右归丸中肉桂、附片、鹿胶温阳补肾精、益火之源；熟地、淮山药、山茱萸、枸杞、菟丝子、杜仲、当归滋阴补肾、养肝益脾，以利阴中求阳。诸药合用，共奏温阳补肾、填精养血之功，主治"元阳不足"。

左归丸重用熟地滋肾以填真阴；山茱萸、枸杞柔肝而益精血；

山药滋脾固肾；菟丝子、牛膝强腰膝、健筋骨；鹿胶补阳，龟胶补阴，擅通任督二脉、益精填髓。所谓"善补阴者，必于阳中求阴"，组方共奏填补肾阴、滋养精血之功，主治"元阴不足"。

此外患有多囊卵巢综合征，也常见月经稀发、量少、推后，甚至闭经，临床无证可辨，祖父曾晓初主用通经汤，疗效甚佳。处方：乌角 30g、鸡血藤 15g、赤芍 15g、泽兰 10g、当归尾 10g、桃仁 10g、红花 10g。

肥胖之人闭经属痰湿凝聚、脂塞胞宫，方用苍附导痰汤，理气化痰。处方：苍术 10g、香附 10g、法半夏 10g、陈皮 10g、茯苓 10g、胆南星 10g、枳壳 10g、白芥子 15g、郁李仁 15g、青皮 10g、莪术 10g、山楂 20g、刘寄奴 15g。方中法半夏既有消痰散结、分化痰瘀之效，又有护胃健脾、降逆之功，和白芥子、郁李仁、刘寄奴配合，痰瘀同治，对多种妇科杂病，如闭经、带下、不孕、痛经、子痫均有特殊疗效，尤其对多囊肝、多囊肾、多囊卵巢临床随证加用，可以收到令人满意的效果。

体瘦之人闭经，属于热盛伤阴、血海枯竭，方用玄麦地黄汤加味，滋阴清热。处方：生地 20g、玄参 15g、麦冬 10g、瓜蒌 15g、石斛 15g、黄连 6g、牛膝 15g、瞿麦 10g、前仁 15g、益母草 20g、白芍 15g、甘草 6g、泽兰 10g。方中生地、玄参、麦冬滋阴清热；瓜蒌甘寒润燥、宽胸利气；石斛甘淡微寒、益胃生津；白芍、甘草酸甘化阴、养阴增液；瞿麦、前仁、泽兰、益母草活血通经；黄连清热，热去则津液自生；牛膝引血下行，以期经行血至之目的。

根据古人"肥人多痰，瘦人多火"的经验，对于因火热内盛煎熬阴血所导致的闭经，当滋阴清热；对于因痰湿内阻、脂凝胞宫所导致的闭经，当化痰散结。一般需要反复多次才能显效，患者必须要有打持久战的思想准备才有可能治愈。闭经之病，虚寒者多，而实热者少，即使有火，多属虚火。血虚生热导致烦热、舌红、脉数，不能用凉药解之，因为血得热则行，得冷则凝，治宜补血制火，补宜通之，因势利导，使血海充，由满而溢，自有水到渠成之效。对于多囊卵巢综合征，中医认为卵巢肿大、包膜增厚属症瘕范畴聚湿生痰所致，宜温化痰湿、散结软坚。

▶ **医案4**

唐某，女，31岁，冷水江市禾青镇人，2013年7月13日初诊，已婚5年未孕，婚前流产一胎。

患者月经稀发，每2～3个月行经一次，月经量少，色黑有块。近三年来经常闭经，吃黄体酮之类药物则可来一次，平素工作压力大，常失眠多梦，最近半年月经未来，少腹坠胀，白带量多。医院B超显示双侧多囊卵巢，左侧卵巢通而不畅。察其形体肥胖、面色不华、舌体胖有齿痕、苔薄白、舌下静脉色紫怒张、脉滑数，诊断为肝郁气滞、痰湿内阻。处方：柴胡6g、赤芍15g、当归10g、白术10g、莪术10g、苍术10g、法半夏10g、白芥子15g、郁李仁15g、胆南星10g、泽兰10g、枳壳10g、刘寄奴20g、薏苡仁15g、陈皮10g。服药十五剂。

2013年8月1日复诊。自诉睡眠好转，少腹痛减轻，白带量少，脉缓滑。处方：柴胡6g、白芍15g、白术10g、茯苓15g、法半夏10g、陈皮10g、白芥子15g、郁李仁15g、刘寄奴15g、山楂

20g、鳖甲 15g、浙贝 10g、莪术 10g、甘草 6g、甲珠 10g、泽兰 10g、香附 10g。服药二十剂，月经已来，但量少、色暗、有块。嘱其在月经后十天服通经汤十五剂，处方：乌角 20g、泽兰 10g、赤芍 15g、鸡血藤 15g、桃仁 10g、红花 10g、当归尾 10g。调理三个月后，月经按月来潮，量一般，于 2014 年 3 月怀孕。

## 四、经前期紧张综合征

很多妇女在月经来前一周，甚至一周以上，出现头痛、乳房胀痛、腰痛、腹痛、呕吐、失眠、水肿、全身瘙痒、脾气暴躁或情绪抑郁等一系列证候，称为经前期紧张综合征。西医认为这主要与机体组织对雌激素、孕激素比较敏感有关，以对症治疗和精神疏导为主，但效果不理想。中医在病机上归结于肝郁脾虚导致心、胆、肾等脏腑功能失调，临床常以逍遥散为主方进行灵活加减。方中柴胡疏肝解郁；当归、芍药养血柔肝；白术、茯苓健脾祛湿；炙甘草益气补中、缓肝之急；生姜以其辛温而助茯苓、白术和胃；薄荷以其辛凉而助柴胡散郁。全方气血兼顾、肝脾并调、不温不寒，是妇科调经第一方。倘若血热有火，加牡丹皮 6g、栀子 10g。

经前头痛，病位在头侧加川芎 10g，病位在前额加白芷 10g，病位在头顶加藁本 10g，病位在后头加葛根 15g、羌活 6g。头胀痛而面红加菊花、白蒺藜各 15g。头晕加天麻 15g、钩藤 20g。

经前乳房胀痛加瓜蒌 15g、青皮 10g、郁金 10g、香附 10g、王不留行 15g。

经前腰痛加杜仲 15g、续断 15g，以胀痛、刺痛为主加玄胡 10g、乳香 10g、没药 10g。

经前小腹胀痛加何首乌 10g、香附 10g、玄胡 10g、川楝子 10g。

经前呕吐加法半夏 10g、陈皮 6g，如呕吐涎沫加吴茱萸 5g。

经前水肿加猪苓 4g、泽泻 10g、茯苓皮 20g、香附 10g、何首乌 10g、天仙藤 15g。

经前失眠加枣仁 15g、远志 10g、合欢皮 15g、茯神 15g、香附 10g。

经前全身瘙痒属于血热的用丹栀逍遥散加生地 20g、地骨皮 10g、白藓皮 10g、蒺藜 15g、蝉蜕 10g，属于血寒的用逍遥散加桂枝 10g、黄芪 20g、防风 6g、地肤子 15g。

经前脾气暴躁、心烦、口苦、口渴用丹栀逍遥散加土鳖 10g、桃仁 10g、大黄 10g。

经前情绪低落、胸闷不适用逍遥散加大枣 10g、浮小麦 20g、合欢皮 15g、郁金 10g、茯神 10g、香附 10g，如喉中梗阻、吐之不出、咽之不下，称为梅核气的加法半夏 10g、厚朴 10g、苏梗 10g、陈皮 6g、白芥子 10g。

以上加减法可根据具体情况灵活运用，但必须在经前服 5 ~ 7 剂，调理几个月经周期后，方可治愈。妇女经前期紧张综合征病情复杂、变化多端，唯女性独有，当与女性内分泌有关，而妇女的先天在肝，内分泌失调与肝的关系最为密切，故考虑从肝治疗。

▶ **医案5**

伍某，女，21岁，新化县人，2012年10月5日初诊。

患者于2012年10月5日上午来我室候诊，症见情志烦躁、坐立不安，时而高声怒骂，时而低声哭泣，诊其脉弦滑有力、舌质红、苔薄黄。问其母，曰：因爱情所致。其女这五个月来，每次经前都情绪激动、烦躁不安，但月经来后症状消失如常人，医院检查无任何阳性结果，也曾送精神病院治疗，也无明显效果。思及此证，乃肝郁气滞、痰瘀迷心。处方：柴胡6g、白芍15g、当归10g、茯神15g、香附10g、法半夏10g、土鳖虫10g、胆南星10g、大黄10g、桃仁10g、甘草6g、牡丹皮10g、栀子10g。服药一剂情绪稍安，五剂后月经来潮，症状消失。嘱其每次经前七天服药五剂，连续调理三个月经周期。

2013年2月，患者登门致谢，月经周期已正常，正准备办理结婚事宜。

## 五、更年期综合征

妇女在绝经期前后月经周期紊乱的同时，出现面部、颈胸部潮红，出汗、阵阵身热、烦躁易怒或忧思胡想、失眠多梦、头晕耳鸣、心悸乏力等一系列自主神经失调症状，称为更年期综合征，西医认为是卵巢功能减退所致，以心理治疗为主，辅以维生素B、谷维素等，症状严重者恰当给予镇静剂，同时主张长期服用性激素类药物。

国际公认的更年期是从41岁开始，但有些人50岁才进入更年期。肾为先天之本，更年期肾气衰，导致冲任失调，阴阳平衡紊乱，脏腑功能失节，因而产生一系列自主神经失调的症状。抓住肾气虚这个根本进行调节，不拘泥于一症一病的消退，才能最终治愈。方用《中医临床方剂手册》中的二仙汤加味。处方：仙茅 10g、仙灵脾 10g、当归 10g、巴戟天 15g、黄柏 10g、知母 10g、熟地 15g、丹参 15g、菟丝子 15g、白芍 15g、茯神 10g、香附 10g、炙甘草 10g。全方温补肾阳、清泻肝火、养胃宁神，以期阴阳平衡、冲任和调。

中医是讲辨证论治的，一个病没有既定的证，也没有既定的方，治标治本，都须根据患者的具体情况而定，方随证转。前讲更年期综合征要抓住肾气虚这个根本进行调治，但是在临证时患者必须要有恶寒肢冷、头晕耳鸣、腰酸乏力、舌淡、脉沉细等肾气虚的临床指征。如果患者有月经前后无定、心烦易怒、头痛、面目红赤、高血压、烘热汗出、舌红、脉弦数等阴虚肝热的临床指征，在治疗时要滋肾清肝解郁、养血活血调经，方用丹栀逍遥散合二至丸加味。处方：柴胡 6g、白芍 10g、当归 10g、茯神 10g、香附 10g、牡丹皮 10g、栀子 10g、女贞子 15g、旱莲草 15g、桑葚 15g、炙甘草 10g、钩藤 15g、菊花 15g。如果患者有心悸怔忡、失眠健忘、焦虑忧思、郁郁不欢、舌尖红肿、脉细数等心阴虚生内热的临床指征，在治疗时宜滋肾清热、定志安神，方用天王补心丹加减。处方：生地 20g、玄参 15g、丹参 10g、沙参 15g、麦冬 10g、天冬 10g、柏子仁 15g、枣仁 15g、茯神 10g、香附 10g、远志 10g、合欢皮 15g、莲心 10g、琥珀 10g、炙甘草 10g。方中重用生地滋肾水以补阴，水盛则能制火，入血分以养血，血不燥则津自润；玄参、麦冬、天冬甘寒滋润以清虚火；丹参养血活血；茯神、香附、合欢皮、柏子仁、枣仁、远志安神定志；莲心清心火；琥珀镇心；炙甘草缓急健脾，诸药合用，共奏滋肾清热、安神定志之功。如果患者情志抑郁，有厌食、厌药、惶惑紧张、喜怒无常、悲伤欲哭、沉默寡言、无法自我松弛等心气郁结证的临床指征，可用《金匮要略》中的甘麦大枣汤加味。《金匮要略》曰："妇人脏躁，喜悲伤欲哭，状如神灵所作，数欠伸，甘麦大枣汤主之。"本方以"甘以悦脾""甘能缓之"为主方原则，炙甘草、麦冬、大枣三药平和，养胃生津化躁。药味简单、口感甘柔，使津水血液下达于脏，则脏不躁、阴阳合而神气安。处方：炙甘草10g、麦冬20g、大枣7枚、石菖蒲10g、郁金15g、生地20g、百合15g、白芍15g、琥珀10g、茯神15g、香附10g、合欢皮15g、丹参15g。方中甘麦大枣汤配白芍柔肝养血，与甘草为伍，助缓急之力；石菖蒲既能豁痰开窍，又能理气活血，治心气不宁；郁金其性轻扬，能散郁滞、顺逆气；琥珀镇心；生地壮肾水；百合养心安神；茯神、香附、合欢皮安神定志；丹参活血养血。合而用之，则阴足气调，经脉通畅而悲伤太息诸症自去。

### ▶ 医案6

高某，女，46岁，新化县人。2014年7月13日初诊。

患者经期紊乱年余，近五个月来在经期前后出现面色潮红、心烦意乱、头晕耳鸣，经县人民医院诊断为更年期综合征，口服维生素 $B_1$、谷维素、更年康，症状没有太大改善。本次月经推后十天，月经量少、色暗有块、少腹隐痛，经期三天，月经干净后第七天出现面色潮红、心悸心烦、胡思乱想、疑神疑鬼、夜不能寐、躁扰不安，察其脉弦滑、舌质红、苔薄黄，诊断为阴虚肝热，方用丹栀逍遥散合二至丸加减。处方：柴胡6g、当归10g、白芍15g、白术10g、茯神15g、香附10g、柏子仁15g、女贞子15g、旱莲草15g、桑葚15g、生地15g、地骨皮10g、牡丹皮10g、栀子10g、炙甘草10g。服药七剂，症状改善，能正常工作生活。为提高其激素水平，防止下次月经后出现自主神经失调，于2014年7月21日处方：仙灵脾100g、仙茅100g、当归100g、巴戟天100g、黄柏100g、菟丝子100g、熟地150g、女贞子100g、旱莲草100g、白芍100g、茯神100g、香附100g、知母50g、丹参100g、桑葚100g、龟板100g、枣仁100g、远志100g、栀子50g、甘草50g、大枣100g、小麦100g。研末炼蜜为丸，每次服10g，每日2次。现患者精神已恢复正常，生活愉快。

# 六、不孕症

一般确诊不孕症的依据是：夫妻同居两年以上未孕，或者怀孕流产后持续两年以上再未受孕。作为女方，最常见的原因有两大类：一是卵巢先天发育不良，黄体功能不全，无排卵等来自卵巢的因素；一是输卵管炎症、输卵管阻塞、输卵管发育不全等来自输卵管的因素。除此之外，妇女子宫、阴道器质性病变和免疫因素以及身体其他原因都可导致不孕。并非所有的不孕症都能治愈，中医治疗不孕症主要是通过调经、止带。临床可分为虚、实、寒、热，辨证治疗。

气血虚弱、肝肾不足的患者，月经推后、量少色淡、性欲减退、少腹发冷，兼见面色㿠白、精神不足、腰膝酸软、纳差乏力、舌淡脉弱，宜用毓麟珠加味。毓麟珠出自《景岳全书》，方中以八珍汤补血，加菟丝子、杜仲、鹿角霜温补肝肾，加川椒暖胞宫、散下焦寒湿，制成丸剂缓图，久服即可受孕。张景岳称："凡种子诸方，无以加此。"处方：熟地 15g、当归 10g、白芍 10g、川芎 6g、人参 6g、白术 10g、茯苓 10g、炙甘草 6g、菟丝子 15g、杜仲 10g、鹿角霜 10g、川椒 6g。方中川椒属于纯阳之品，散寒、止痛，应代之以仙灵脾、仙茅。煎汤服用时，一般在月经干净后第三天开始服，连服十五剂，在没有输卵管粘连、堵塞、严重慢性炎症时，一般服 2~3 个月经周期，即可能受孕。

血虚而胞宫寒的患者，经行腹痛，受寒加剧，带下清稀、量多，兼见面色萎黄、腰酸膝冷、头晕失眠、舌淡胖、脉沉迟，宜用艾附暖宫丸加味。处方：艾叶 10g、香附 10g、当归 10g、白芍 10g、川芎 6g、熟地 15g、黄芪 30g、吴茱萸 5g、肉桂 6g、续断 15g、菟丝子 15g、仙灵脾 10g、烊化阿胶 30g。本方出自《仁斋直指方》，方中艾叶理气活血、散寒祛湿，香附疏肝解郁、行气止痛，为君药；吴茱萸、肉桂大温大热，入肝经走少腹，散寒邪，助艾叶暖子宫，为臣药；阿胶补血，得黄芪益气生血，得续断补肝肾而养血，共为佐使药。本方偏于温燥，但对血虚有寒、少腹冷痛、白带清稀，遇寒加剧的妇科病症确有良效。这类患者许多是月经期不讲禁忌受寒淋雨所致。用本方治疗不孕症，一般在月经前 3~5 天开始服药，至月经来时疼痛减轻停药，月经过后三天，续服十剂，连续服 2~3 个月经周期。

阴虚火旺的患者，形体消瘦、月经提前或推后、经量少色黑、精神疲惫，兼见心烦易怒、口苦口渴、小便黄、舌红脉细，宜用《傅青主女科》养精种玉汤合二至丸合交感丸加味。处方：当归10g、熟地15g、白芍15g、山茱萸10g、女贞子15g、旱莲草15g、桑葚15g、茯神15g、香附10g、合欢皮15g、生地15g、菟丝子15g、续断15g。养精种玉汤即四物汤去川芎，加山茱萸而成，一味药的改变，改变了整个方义。四物汤本为养血活血之方，去辛温香窜之川芎，加山茱萸温养精血，从而成为纯养精血、肝肾同治之方。加二至丸滋阴润燥，加交感丸安神定志、清热宁神，对于阴虚火旺的不孕症患者，在月经干净后第三天开始服用，连服15～20剂，2～3个月经周期，既可调经增加月经量，又可促孕。

肝气郁结的患者，往往少腹两侧胀痛、白带多、色偏黄，兼见烦躁易怒、失眠多梦、口苦尿黄、舌苔黄腻、脉弦数，宜用丹栀逍遥散加味。处方：柴胡6g、白芍15g、当归10g、白术10g、茯苓10g、牡丹皮10g、栀子10g、蒲公英15g、败酱草15g、玄胡10g、香附10g、甲珠10g、王不留行15g、泽兰15g、甘草6g。本方具有疏肝、理气、健脾、渗湿、清热、活血、通经等各种综合功能，不仅可用于痛经，凡妇科炎症引起的少腹疼痛，黄带偏多，输卵管炎，输卵管粘连、堵塞，均可应用。

属于瘀血留滞下焦的患者，经期腹痛、经血色黑有块、舌有瘀斑、舌下静脉怒张色青、脉沉涩，宜用少腹逐瘀汤加味。处方：当归10g、赤芍15g、川芎10g、蒲黄10g、五灵脂10g、玄胡10g、肉桂3g、干姜6g、川椒3g。少腹逐瘀汤为王清任《医林改错》中活血祛瘀的主方，即四物汤去熟地之滋腻，合失笑散、玄胡活血止痛，加干姜、肉桂、川椒暖宫，共奏温寒活血、逐瘀止痛之效，对于妇女痛经、月经有瘀块、形寒怕冷等有效。王清任说"此方种子如神"，主要是本方可以治疗少腹寒凝血瘀导致的输卵管粘连、阻塞。许多中医习惯于将西医所说的炎症与中医的热证、实热证等同看待，不敢大胆使用温热药物，尤其是对妇科慢性炎症。实际上，急性炎症属于热证、湿热证的多，而大部分慢性炎症则属于寒证、寒湿证，特别是使用抗生素过多、过长、过滥的患者，体质下降、免疫功能下降、阴阳平衡紊乱，出现一派寒象而炎症依然存在。这时需要用温热药物提升人体阳气，提高人体免疫机制，促进血液循环，以利于炎症的吸收，改变组织器官的功能。少腹逐瘀汤就是通过温阳活血来达到消除输卵管炎症和疏通输卵管的作用的。临证时，可加甲珠 10g、刘寄奴 15g、菟丝子 15g、韭菜子 10g、鹿角霜 10g、白芥子 15g、威灵仙 15g 等活血通经、化痰祛瘀之品。

▶ **医案7**

屈某，女，27 岁，新邵县龙溪铺乡粟坪村人，1997 年 10 月 24 日初诊。

患者于 19 岁结婚，翌年怀孕，因劳累流产，尔后至今未孕。曾经湘雅医院、邵阳市人民医院检查，左侧输卵管囊肿、子宫颈息肉。曾服中西药长期治疗，未见有喜，察其面色潮红、体瘦、言谈举措开朗、舌质淡红、苔薄黄、舌下静脉青紫、脉弦滑。月经提前 4~5 天，经量多、色暗有血块，经前少腹胀痛、乳房胀痛，经后疼痛减轻并痛止。经前 7 天，口渴心烦、小便黄、大便秘而不爽，证属肝气郁结、肝肾阴虚。处方：柴胡 6g、白芍 10g、当归 10g、生地 15g、地骨皮 10g、茯苓 15g、山茱萸 10g、女贞子 15g、旱莲草 15g、龟板 15g、黄柏 10g、菟丝子 15g、炙甘草 10g、香附 10g、续断 15g。

嘱其于月经干净后第三天，连续服药十五剂，患者遵医嘱，连续服用三个月经周期，于 1999 年 12 月产一女婴。

# 老年性疾病篇

　　长寿并健康地活着，是人类共同美好的理想。中国人很早就开始探索延年益寿之道，积累了很多有益的方法，如气功、导引、按摩、药疗等养生方法，其中最值得推荐的是一种慢的腹式呼吸法，即深深地吸气，让所吸之气慢慢蓄满腹部，停顿一下，缓缓地呼出，使入腹之气自下而上返出头部之外，如此连续呼吸三十六次。这种腹式呼吸法有利于健康。气功锻炼可以健脑益智，开发人体潜能，有益于身心健康。因为人体得病，大部分出自机体的紊乱，特别是大脑皮质的紊乱，导致神经紧张、内分泌失调、免疫功能下降，进而产生各种疾病，而气功要求练功人放松入静，保持宁静平和的心态，配合均匀绵长的呼吸，这样大脑皮质得到休息，呼吸得到调整，神经、肌肉、骨骼得以放松，机体由紊乱转为正常。长期坚持锻炼，在紧张繁忙的工作中做到张弛有度，对身心是有好处的。气功与导引、按摩的结合，如中国的太极拳、八段锦、"快步走""养生三自决"（自我欣赏，没心没肺，知足常乐；自我饮食，想吃就吃，七分为度；自我锻炼，身心愉悦，适可而止）等锻炼方法，符合古人提倡的身心并重、动静结合、以静为主的养心学道理，这是一种建立在"和谐"理念上的锻炼方法，可持续进行，到老仍可坚持。我坚持每天早晨走 50 分钟（共 5 公里路程），确有延年益寿的作用。西方重肌肉锻炼，提倡耗氧运动，但建立在"对抗"理念上的锻炼方法容易造成肌腱、骨关节损伤，很难坚持一辈子，不符合"可持续发展"的道理，不值得提倡。

中医自古以来是极其重视养生保健的，这集中体现在《黄帝内经》中。《黄帝内经·素问》第一篇中的"上古天真论"就相当于一篇养生长寿的专论，其中说道："上古之人，知其道者，法于阴阳，和于术数，食饮有节，起居有常，不妄作劳，故能形与神俱，而尽终其天年，度百岁乃去。""夫上古圣人之教也，下皆为之。虚邪贼风，避之有时，恬淡虚无，真气从之，精神内守，病安从来？"认为要懂得自然规律，讲究养生方法，合理安排饮食、起居、劳逸，避免外邪的侵入，注重精神修养，才能"尽终其天年，度百岁乃去"。这个观点既实事求是，又全面科学。

《黄帝内经·素问》第二篇"四气调神大论"中说："夫四时阴阳者，万物之根本也。所以圣人春夏养阳，秋冬养阴，以从其根。"这是中医顺应四时气候特点养生的主要理论根据，为"冬病夏治、夏病冬治"提供了理论基础。又说："是故圣人不治已病治未病，不治已乱治未乱，此之谓也。夫病已成而后药之，乱已成而后治之，譬犹渴而穿井，斗而铸锥，不亦晚乎？"这里提出了中医的一个重大原则，就是在疾病还没有形成之前，就应积极地预防和治疗，否则到了晚期再采取措施就来不及了。预防的办法之一就是人们要懂得根据四季阴阳的特点进行调养，即"不治已病治未病"。

中医的另一部经典著作《神农本草经》把全部 365 种药分为上、中、下三品。上品"主养命以应天，无毒，多服、久服不伤人。欲轻身益气，不老延年者，本上经"；中品"主养性以应人，无毒有毒，斟酌其宜。欲遏病，补虚羸者，本中经"；下品"主治病以应地，多毒，不可久服。欲除寒热邪气，破积聚愈疾者，本下经"。这种按功效归类的方法，并不完全准确，但也体现出了中医药在治疗疾病方面的一些传统：一是把药物的延年益寿作用放在首位，把调养身体放在其次，把治疗疾病放在最后；二是清醒地注意到了药物的毒性问题，告诫"破积聚"这类攻治严重疾病的下品药物多毒，不可久服。还提出通过药物加工、炮制、配伍、组方、辨证用药的方法来缓和与消除某些药物对人体的副作用。中医的这种传统，从《神农本草经》开始，历经两千余年，一直延续至今，形成了一系列成熟的技术和技巧，加上长期的临床实践，中医药的安全性是可以保障的。中医不仅是一门精于治疗的医学，更是一门擅长养生、研究长寿的医学。在当今已经进入老年社会，以治疗为中心的现代医学远远不能满足人们对健康长寿的期望的情况下，中医药学以自己独特的理论与实践，在医疗保健、延年益寿方面蕴藏着丰富的内容，具有非常大的潜在价值。

## 一、延年益寿

中医治病养生、延年益寿的最重要手段是方剂，而不是单纯一两味药，因为方剂是君臣佐使合理组合、经临床验证而保存下来的，能照顾全面。历代益寿延年的名方不下千来首，如：青蛾丸、琼玉膏、七宝美髯丹、人参固本丸、河车大造丸、龟鹿二仙膏、龟龄集、何首乌延寿丹、还少丹。其中我最推崇六味地黄丸，并强调宜缓补，不宜峻补，宜用寻常之药，不宜用贵重之品，宜持之以恒，不宜一曝十寒。但是无论养生，还是治病，首先要辨阴阳、分寒热。《黄帝内经》说："阳盛则身热，阴盛则身寒""阳虚生外寒，阴虚生内热"。阳虚有寒的人除了怕冷之外，往往体温低、基础代谢低、心跳慢、精力不足、睡眠时间长。阴虚有热的人除了怕热之外，往往精力充沛、思维活跃，易出现口苦、大便干结、咽喉疼痛等上火的现象。两种不同的体质，主要来自遗传，有的则是后天营养失衡所致。还有的人属于阴阳两虚，或寒热错杂，或外有寒里有热，在用药养生时，要细心剖析。另外还要注重先天、后天，这是治病养生的根本，"先天之本在肾，后天之本在脾胃"。中医的肾是指人体三大功能，即泌尿功能、生殖功能和生长、发育、衰老机制。中医的脾胃是指营养物质消化、吸收、代谢的三大功能。治病养生时，必须根据各人的不同情况，抓住这两个根本进行合理调节，才能延年益寿。

何首乌延寿丹：菟丝子16g、何首乌72g、豨莶草16g、桑叶8g、女贞子8g、金银花4g、杜仲8g、怀牛膝8g、生地黄4g。

上药按30倍的量成份研末，再以金樱子、黑芝麻、旱莲草、桑葚各500g浓煎成膏状，兑上药末，加炼蜜制成丸剂，每服10g，每日2次。丸宜冷藏，用玻璃瓶装。

这首方的制作程序颇为复杂。何首乌须用黑豆汁浸泡，九蒸九晒；豨莶草、桑叶、金银花须用蜂蜜、白酒浸拌、蒸晒；女贞子、菟丝子、牛膝须用白酒浸拌、蒸晒；杜仲须用青盐、姜汁拌，炒断丝。

加减法：阴虚之人加熟地 500g；阳虚之人加附子 120g；脾虚之人加人参、黄芪各 120g，去生地；头晕加天麻、玄参各 240g；目昏加菊花、枸杞各 120g；麻木加当归、天麻各 240g；肥人痰多加法半夏、陈皮各 240g。

此方的特点是使用不寒不热的平和之药滋养阴精，属于肝肾阴虚、精血不足的人通过长期缓补，可达到"阴平阳秘"的效果。秦伯未先生将其适应证归纳为：①凡属年高而稍劳即感疲倦者；②用脑即觉头晕耳鸣者；③脉搏和血压容易波动者；④步履乏力、多立腰膝酸软者；⑤四肢筋骨不舒，似风湿而非风湿者；⑥无症状表现，经检查动脉硬化或心律不齐、强弱不均者。这些症状多是老年人的常态，只要没有阴虚内寒现象，也没有痰饮和便溏等宿疾，均可应用。

老年人患病，中风病常常致命，而其先兆大都为血压高、头昏胀痛、手指发麻、烦躁失眠、大便困难、不能用脑，如果再有性情急躁、精神紧张、疲劳过度或嗜好烟酒，随时有卒中的危险。服用何首乌延寿丹，能滋养肝肾、调和气血、舒适经络，可以预防中风，故称延寿。祖父曾晓初很欣赏这首方，常施用于肝肾阴虚、肝阳上亢，表现精神饱满、面色红润、高血压、高血脂、动脉硬化、脉滑的老年人。

宋代《杨氏家藏方》还少丹：熟地 30g、怀山药 15g、山茱萸 45g、茯苓 45g、杜仲 30g、牛膝 45g、肉苁蓉 30g、巴戟天 30g、楮实 30g、枸杞 30g、五味子 30g、小茴香 30g、远志 30g、石菖蒲 30g。研末炼蜜为丸，每服 10g，每日 3 次。

本方大补心肾脾胃四经虚损，治精血不足、精髓不固、饮食不进、发热盗汗、牙龈浮肿、神衰力弱、腰酸体倦，久服轻身还童，妇人服之，泽容颜、暖子宫，去一切病。

明代《摄生众妙方》在这首方里加续断 30g，取名为"打老儿丸"，称"治五劳七伤，阳事不举，真气衰弱，精神短少，不能行走，小便无度，眼目昏花，腰膝疼痛，两脚麻冷，不能行立"。

萃仙丸：莲心 120g、莲肉 90g、山药 50g、茯苓 50g、芡实 120g、续断 90g、补骨 90g、核桃肉 50g、金樱子 90g、韭菜子 50g、枸杞 120g、沙苑子 120g、菟丝子 50g、覆盆子 50g、何首乌 120g、龙骨 90g、黄鱼鳔 90g、人参 6g。研末炼蜜为丸，每日 2 次，每次 9g。

原方从参苓白术丸、金锁固精丸、水陆二仙丹、青蛾丸、五子衍宗丸、聚精丸等名方化出，去掉其苦涩碍胃滋腻之药，加芳香醒脾而壮阳的韭菜子。全方不寒不热，阴阳并调，脾肾双补，具有滋脾阴、暖肾阳的功效。据《清朝野史大观》记载，这是户部尚书王大崔呈献给康熙皇帝的养生秘方。

这三首方在延年益寿方面各有特色，何首乌延寿丹与还少丹均以滋养肝肾为主，前者适用于肝肾阴虚、阳气偏亢之人，药性偏凉；后者适用于肝肾精血不足、心肾不交、阳气不足之人，药性偏温。对于脾胃虚弱之人，两方均不适合，服后容易出现饱胀、腹泻之症。萃仙丸脾肾兼顾，对于消化吸收功能不好、胃口欠佳、经常腹泻的老人，最为适合。

参芪固宫散（经验方）：黄芪 500g、白参 250g、三七 500g、丹参 500g、灵芝 500g。共研末，每次 20g，每日 1 次。

本方益气活血、祛瘀生新。人到老年气虚血瘀、血管硬化，各脏腑功能衰退，出现冠心病、脑动脉硬化、高血脂、脂肪肝、视网膜混浊等血运不畅病变，长期服用可以改善血液循环，调节脏腑功能。

### ▶ 医案 1

从某，男，72 岁，娄底市人，1997 年 12 月 20 日初诊。

患者精神抖擞、脸色红润、说话灵活、声音洪亮，但时有左胸闷痛、肩背痛，经检查为冠心病、高血压、脑动脉硬化斑块形成、脉缓滑、舌质淡紫、苔薄，证属气虚血瘀、心血瘀滞。处方：黄芪 500g、丹参 500g、三七 500g、灵芝 500g、白参 250g。共研末，每次服 20g，每日 2 次。连服三个月后，经检查各项指标正常，胸闷痛症状消失。

延年益寿是一个极其漫长的过程，必须将其看作一个综合工程，其与起居、饮食、环境、锻炼、情绪、性生活等密切相关，不能完全依赖药物，即使想通过药物养生长寿，也必须选择对症的方，服平和的药。根据自己的生理状况，分阶段地缓补、平补，细水长流，持之以恒，不图速效，终生相随。有些人听信某些养生保健品蛊惑人心的宣传，不辨寒热虚实，不结合自己的生理状况，不循序渐进，盲目进补，其结果是不仅耗费金钱，还有可能对身体造成不良影响。

## 二、冠心病

冠心病同中风一样，是导致老年人死亡的最主要原因之一。冠心病的命名出自十八世纪意大利病理解剖学家莫干尼，他从一个长期患心绞痛的少妇尸体解剖中发现，其心脏冠状动脉壁布满了粥样颗粒，故将此病称为冠状动脉粥样硬化性心脏病，简称冠心病。汉张仲景将这个病称为胸痹，发作时"心痛彻背，背痛彻心"，用半夏薤白白酒汤等系列药方，这些药方至今仍在临床使用，卓有成效。后世也有很多发展，围绕气血痰瘀，研制了许多有效的方剂，我的参芪固宫散除了有延年益寿的功效，也是防治冠心病的常用之方。

冠心病的临床表现主要为心绞痛与心律失常。

心绞痛急性发作时，用煎剂或其他方法往往缓不济急，含服速效救心丸或麝香心宝丸，心绞痛往往可以缓解。在病情相对稳定时宜服参芪固宫散，也可配合食疗黑芝麻金橘饼，每日临睡前嚼服。黑芝麻 30g 炒熟，与小金橘饼 3 个捣碎混合成饼。黑芝麻补肾，含大量维生素 E，可软化血管。金钱橘又称长寿果，入心经，含有大量维生素，能宽胸理气，这两味药一宽上，一润下，交通心肾，对冠心病是一个很好的食疗方。参芪固宫散中，白参、三七、丹参的比例十分关键，常规是 1∶2∶2 的比例，但还要根据参的等级、患者的年龄及身体状况来调配，这样才能达到最佳效果，其构方思路着眼于心肌、血管壁、心脏神经三者的综合调节，强调益心气、通血络之效，有保健与治疗双重功能。冠心病的形成，与任何事物一样，都是一个由量变到质变的过程，不能光看到血管壁硬化这一点，必定与心肌劳损缺血、心脏神经紊乱有关，心肌推动无力，血流也就缓慢，导致血瘀。所谓气为血之帅，气行则血行，因此这首方重用黄芪配白参以保护心肌，配三七、丹参活血养血，辅以灵芝扩张冠状动脉，改善心肌微循环，增强心肌氧和能量的供给。灵芝长久以来就被认为是吉祥、富贵、美好、长寿的象征，又称为"仙草"。《黄帝内经》强调"不治已病治未病"，在冠心病未形成之前就积极地预防，在形成之后尽量延缓其发展，是完全能够做到的。

冠心病心绞痛属于阳气虚、痰湿凝滞、气滞血瘀者居多，临床常用瓜蒌半夏薤白白酒汤合桂枝甘草汤，但也有一些患者伴随胸部灼热、口干面赤、大便秘结、舌红脉数，用温通之法无效，这属于热闭，宜用四妙勇安汤加减：金银花90g、玄参90g、当归30g、甘草15g。方载于《验方新编》，重用金银花、玄参清热解毒凉血，当归活血散瘀，甘草解毒并和中，本为治疗血栓闭塞性脉管炎（脱疽）的专方，有改善血管阻塞的功能。

心律失常是冠心病常有的症状，心电图检查常有T波倒置、电轴位下移等，标志着心脏和冠状动脉发生了器质性改变，中医辨证可分为气血虚弱、痰湿内阻、阴虚阳亢三种类型。

属于气血虚弱的患者，心悸、气短、头晕、乏力、面色无华、舌质淡、脉细或脉弱无力，宜益气复脉、滋阴补血，方用炙甘草汤：炙甘草15g、人参10g、桂枝10g、阿胶10g（黄酒蒸兑）、枣仁15g、麦冬15g、生地15g、生姜10g、大枣15g。《伤寒论》云："心动悸，脉结代，炙甘草汤主之。"方中炙甘草、人参、大枣甘温益气、补养心脾；生地、麦冬、阿胶、枣仁养心补血、润燥生津；桂枝、生姜性味辛温、通阳复脉，与滋阴养血药物配合，动静结合，温在不燥，使气血流通，脉道通利。"心动悸，脉结代"即现代的心律不齐，乃阳虚不能宣通脉气，阴虚不能营养心脉所致，首选方为张仲景的炙甘草汤。凡是病人面色㿠白、精神疲惫、舌淡脉细，无论心电图检查有没有器质性改变，都有良效。

属于痰湿内阻的患者，心悸、胸闷、恶心欲呕、苔白腻、脉滑，宜降逆和胃、燥湿化痰，方用温胆汤：陈皮10g、法半夏10g、茯苓15g、甘草6g、枳实10g、竹茹10g、生姜10g、大枣10g。原方出自《三因方》，方中以半夏为君药，降逆和胃、燥湿化痰；以竹茹、枳实为臣药，清热化痰、治呕除烦；佐以陈皮行气消痰，茯苓健脾渗湿；使以甘草、生姜、大枣益脾和胃，协调诸药。本方适合的病机为痰湿内阻，患者有明显的胸闷、恶心、眩晕、苔腻、脉滑等证候。温胆汤本为胆胃不和、痰热内扰而设，症见心悸、恶心、虚烦不眠等病机，证候与本病相似，故可适当加减，借以治疗本病。临证时可加郁金、瓜蒌、薤白、石菖蒲宽胸化痰；加葛根、丹参活血，调整心律；加桂枝振奋心阳，加强通窍、化痰行瘀的作用。舌苔黄腻加黄连、胆南星清热化痰。方名温胆者，"温即和也，温之者，实凉之也"。

属于阴虚阳亢的患者，心悸、失眠、口苦心烦、面色潮红、舌红苔少或苔薄黄、脉细数，宜滋阴养血、补心安神，方用天王补心丹加减：生地20g、天冬10g、麦冬10g、沙参15g、丹参15g、玄参15g、西洋参6g、五味子10g、柏子仁15g、枣仁10g、茯神15g、炙甘草10g、远志10g、琥珀10g、桔梗6g、枳壳10g。本方出自《摄生秘方》，方中重用生地滋肾水以补阴，水盛则能制火，养血润燥则津自生，是为主药，玄参、麦冬、天冬甘寒滋润以清虚火，丹参养血活血，以上皆为滋阴养血而设；西洋参、茯神益心气，枣仁、五味子酸敛心气，柏子仁、远志、琥珀养心安神，以上皆为补气安神宁心而设；炙甘草甘缓，枳壳下行，桔梗上行，使上浮之火得以沉降，心中郁热得以疏达，心律得以调节，如此配合，一补阴血不足之本，一治虚烦少寐之标，标本图治，心血足而神自藏也。

▶ **医案2**

孙某，女，50岁，新化县上梅镇人。2014年7月14日初诊。

患者于四月份突然昏倒，几分钟后苏醒，昏倒时无抽搐吐白沫现象，以前也没有昏倒及头晕病史。查脑电图正常，心电图严重紊乱，多为二联律、三联律，有电轴位下移、T波倒置、胆固醇、甘油三酯均稍偏高，诊断为冠心病，在新化县人民医院住院治疗。出院后每遇工作紧张或休息不好时，会出现心悸、胸痛、呼吸困难等症状，不能平卧，需口服硝酸甘油、麝香心宝丸，才能缓解。察其面色㿠白、舌淡胖、脉结代，询问小便清长、口淡无味、大便秘、饮食尚可，宜益气复脉、滋阴养血，方用炙甘草汤加减：生地20g、炙甘草10g、桂枝10g、烊化阿胶20g、人参6g、麦冬10g、丹参15g、灵芝15g、三七10g、麻仁15g、瓜蒌15g、薤白15g、白芍15g。服药七剂。

2014年7月21日复诊，服上方后，当天心悸即好转，胸痛减轻，坐卧如常。服药期间，大便、食欲正常，偶尔心悸、胸闷，但比以往发作时要好。察其面色开始红润、舌质淡、脉缓无力，继服三十剂。

# 三、中风

中风以起病急骤，突然昏仆为主证，中医比类取象为：风性善动，如矢中的，命名为中风。西医沿用了中医的说法，叫中风或脑卒中，其实质是脑血管意外，分为出血性中风与缺血性中风两种，死亡率极高，是人类死亡原因的第一位。中医对这个病探索了两千年，从预防到治疗积累了丰富的经验，特别是在促使脑苏醒方面，留下了许多有效的方药。但中医投药的途径单一，维持生命的措施不够，而这恰恰是西医的长处，中西医结合得好，可大大提高中风病人的存活率和治愈率。

《金匮要略》根据得病的深浅将中风分为中脏、中腑、中经、中络四大类。在经络尚浅，只是肌肤麻木不仁、肢重不能抬举，或口眼歪斜或半身不遂，没有神志障碍。在脏腑则神志不清，甚至昏迷不醒、舌謇难言、痰声如锯，出现生命危险。在中脏腑的危急阶段，中医首先要辨明是闭证还是脱证，闭证宜开，脱证宜固，也有内闭外脱的，则须两者兼顾。

所谓中风闭证是指脑窍闭塞而人事不知、昏迷不醒，醒脑开窍，促使病人苏醒是首当其冲的事，用开窍的方法治疗闭证时要分清是热闭还是寒闭，热闭宜凉开，寒闭宜温开。

热闭患者除昏迷不醒、喉中痰鸣外，一般面红赤、呼吸气粗、大便秘结、牙关紧闭、形体壮实、脉滑数、血脂高、血压高、胆固醇高，属于火体之人，西医诊断多为出血性中风，最常用的凉开方法是三化汤送服安宫牛黄丸，日服三粒，八小时一粒。三化汤即小承气汤加羌活组成，以大黄泄热攻下，以厚朴、枳实理气除满，以羌活祛风，一方面清心开窍，一方面降胃通腑，采用开上通下的方法，使逆行于上的气血下行。安宫牛黄丸醒脑开窍，当以北京同仁堂所生产的为佳，药丸中的麝香、牛黄来不得半点虚假。

寒闭患者除了昏迷不醒、痰声辘辘之外，还有面色㿠白、四肢不温、脉沉缓等证候。西医诊断为缺血性中风，如脑梗死、脑血栓形成等。中风之前，血压一般不高，但血液黏度大，属于寒体之人。寒闭宜温开，用《和剂局方》中的三生饮送服苏合香丸。本方生南星祛风化痰，生附子、生川乌温阳散寒，三味均为生药，煎药时只需半敞开盖子煎四个小时，中途干了再加开水，就不会有副毒作用，取其力峻而行气；木香理气，气顺则痰行；生姜散寒又能解三生之毒。诸药合用，再加人参煎服，有强力祛风作用，化痰开窍，散寒通络。苏合香丸为温开之宝，很少有成药出售，药店很难买到，是临床一大难题。临床中见到寒闭的患者，如果病情较轻，未至于昏迷，手足逆冷、舌淡苔白、脉沉细无力，可用《伤寒论》中的茯苓四逆汤加味：血竭5g、蜈蚣1条、三七5g、全蝎5g、麝香0.2g，研末。茯苓50g、附片15g、干姜10g、炙甘草10g、人参15g、地龙25g、法半夏15g，煎成三碗，每六小时服一碗，将研匀的药末分三次送服。

中风脱证患者，其昏迷多迷惘深沉，面色惨淡失神、气息急促低微、肢体松弛无力，临证脉微、汗冷、肢厥，证明是正气散亡之象，此际牛黄、至宝、紫雪等芳香宣散开窍药物，务宜慎用，以免加速正气耗散，主以参附龙牡汤合四逆散回阳救逆，庶可挽狂澜于既倒。处方：高丽参30g、生附子30g、龙骨30g、牡蛎30g、干姜20g、炙甘草10g。本方由《校注妇人良方》参附汤加味而成，方中高丽参甘温力宏，大补脾胃之元气以固后天之本；附子大辛大热，温壮元阳，大补先天之本，二药相须可上助心阳、下补命门、中补脾土；干姜温化痰饮；龙骨、牡蛎质重潜镇，使上越之浮阳摄纳于下；炙甘草扶中以协调诸药，共成回阳救逆的功效。

对于中风危急证，必须仔细观察患者脑部神志的情况和全身的情况，由此判断是闭证还是脱证。闭证的重点在脑，为脑窍内闭，表现为神志昏迷不醒、牙关紧闭、手足握拳，当醒脑开窍，热闭用牛黄清心丸，寒闭用苏合香丸。脱证的重点在全身，分阳气外脱与阴液外脱，阳气外脱表现为肢冷、脉微、汗出清冷，轻者参附龙牡汤，重者合用四逆散。阴液外脱表现为肢暖、脉细微、汗出黏稠、舌红而干、面色潮红，用加味参麦散以救阴液。倘若两种情况兼有，用参附龙牡汤合参麦散。至于更加严重的内闭外脱，则须开窍与固脱结合起来，如参附龙牡汤合四逆散合苏合香丸，加味参麦散合牛黄清心丸。内闭外脱证也就是西医诊断的脑疝，患者表现为口开、眼闭、撒手、遗尿、汗出如珠、痰证壅塞、神昏不知等症状，十分凶险，经常出现心衰、呼衰、脑危等情况，中西医结合才能降低病死率。

病人若突然出现半身不遂或者言语困难，但是神志清醒，属于中风中的中经络，病情相对轻浅，西医检查多半有腔隙性脑梗死，治疗主要为补气养血、祛风通络，方用大秦艽汤。本方出自《素问病机气宜保命集》，处方：秦艽 10g、熟地 15g、生地 15g、当归 10g、川芎 6g、白芍 15g、白术 10g、茯苓 15g、羌活 6g、独活 10g、防风 10g、白芷 10g、黄芩 10g、细辛 6g、炙甘草 6g。方中秦艽长于养血退热舒筋，为君药；羌活、独活、防风、白芷、细辛祛风散邪，通经活络，为臣药；二地、白芍养血柔筋，当归、川芎活血通络，白术、茯苓健脾益气，为佐药；细辛散寒温经，黄芩清热，甘草调和诸药，为使药。全方祛风养血，所谓治风先治血，血行风自灭，治风邪中经络，出现口眼歪斜、舌强语謇、手足不遂等症。如患者面色红润、舌红、脉数而弦、血压偏高，宜用天麻钩藤饮加味。处方：天麻 15g、钩藤 30g、石决明 15g、栀子 10g、黄芩 10g、牛膝 15g、杜仲 15g、桑寄生 30g、夜交藤 120g、茯神 20g、益母草 30g。本方出自《杂病证治新义》，方中天麻、钩藤、石决明平肝熄风，为君药；栀子、黄芩清解肝胆郁热、三焦浮游之火，为臣药；益母草活血利水，牛膝引血下行，杜仲、桑寄生补益肝肾而降压，夜交藤、茯神安神定志，为佐使药。全方柔肝熄风、舒筋活络，用以治疗肝阳上亢、肝风内动所致的头痛、眩晕、耳鸣、震颤、肢摇、半身不遂等症。大体上，大秦艽汤所治疗的偏瘫属于缺血性中风，天麻钩藤汤所治疗的偏瘫属于出血性中风。

中风患者苏醒过来脱离了危险期之后，往往留下不同程度的后遗症，如语言謇涩、半身不遂等，如果不进行有针对性的保健治疗，不但语言与肢体功能难以恢复，还有再次中风的可能。中风后遗症的治疗，重者用补阳还五汤。处方：黄芪 120g、当归尾

6g、赤芍 6g、地龙 3g、川芎 3g、桃仁 3g、红花 3g。本方出自《医林改错》，堪称补气活血第一方，方中重用黄芪补气行血，使气旺瘀行，为君药；当归尾活血祛瘀，为臣药；川芎、赤芍、桃仁、红花助当归尾活血，地龙通经活络，为佐使药。语言謇涩加远志 10g、石菖蒲 10g、胆南星 10g，化痰开窍；口眼歪斜或抽动加白附片 10g、全蝎 10g、蜈蚣 1 条，熄风定痉；头晕肢麻加天麻、豨莶草 30g，定风通络；半身不遂、日久不复加穿山甲 5g、木蛭 5g、土鳖虫 10g，以搜剔经络之中死血。《医林改错》云："此方治半身不遂，口眼歪斜，语言謇涩，口角流涎，大便干燥，小便频数，遗尿不禁。"从所载的文字看，本方不是单纯治疗半身不遂，而是着眼于整个中风后遗症，现代将其拓展至治疗脑动脉硬化、面神经麻痹、小儿麻痹、脑震荡后遗症、坐骨神经痛、神经炎、冠心病、急性心肌梗死、肾病综合征等病机属于气虚血瘀、经络闭阻者。有些医生畏怯方中黄芪用量过大，担心升发太过引起血压增高，血管破裂而再次出血，常常减量，或加龙骨、牡蛎降压，抑制黄芪升发。其实，这都是对原方没有全面理解，原方意在补气以活血，中风偏枯，导致一边手足功能废除，此为大病，不用超大剂量黄芪补气，不足以推动血行。而且黄芪本身具有双向调节作用，30g 左右可以升压，100g 以上可以降压，何况黄芪虽升、虽温，而地龙却凉、却润，组方的奥妙就在此处。临床运用时地龙可用 30g，其凉润降泻之性，能有效抑制大剂量黄芪温升，而且地龙有润肠通便作用，中风患者最忌讳大便干结。如果患者虽有肢体功能障碍，抬举活动不便且有疼痛，但不至于完全痿废，属于中风后遗症轻证，应以养血为主，兼祛风通经止痛，方用大秦艽汤。如果患者饮食不佳，痰多色白而牵丝不断，大便溏泄，此时健脾益气是治方的关键，只有脾胃运化恢复正常才有可能使治疗的药物发挥作用，否则之后的一切治疗和恢复，均无从谈起，方用加味六君子汤。处方：人参 10g、白术 10g、茯苓 10g、炙甘草 5g、陈皮 10g、法半夏 10g、羚羊角 3g（另煎一小时）、全蝎 10g、鲜竹沥 1 匙、生姜汁 10mL 兑入。这是王孟英所创制的一张临床上非常实用的方剂，内、外、气、火、痰并治。羚羊角泄内风，全蝎治外风，姜汁温化，竹沥清化，既不伤人，又能滑利气管，使痰涎顺利排出，是化痰最为理想的"治标"之品。全方益气健脾为主，化痰为辅，泄内风为佐，祛外风、通经络为使。中风病人咯出的痰涎称为"风痰"，常常颜色白、半透明、黏稠如胶水、牵丝不断，不易咯出，这不仅源于脾虚生痰，还关系到肝风内动。只用六君子汤健脾化痰力度不够，所以加羚羊角平肝泄内风，加全蝎行瘀治外风，这样才能使上涌的风痰得以平息。这又给我们提供了一条治疗中风偏瘫的思路，从中焦入手，通过健脾化痰熄风，标本兼治。

中风虽然事发突然，但是它是身体隐藏的各种致病因素积淀到一定程度才整体爆发的，这是一个由量变到质变的过程，由健康、亚健康到疾病的发展过程，短的可能只有几年，长的可达数十年之久。患者有的有高血压、动脉硬化等家族史，有的是晚期糖尿病并发症。从我的临床经验来看，属于阴虚火体之人，到老了容易罹患出血性中风；属于阳虚寒体之人，到老了容易罹患缺血性中风，且大部分都有临床征兆。"凡人如觉大拇指及次指麻木不仁，或手足不用，或肌肉蠕动者，三年内必有大风之至。"这是金代刘完素在《素问病机气宜保命集》中说的。这是很准确的观察，了解了这个规律，只要提前用药，持之以恒，完全可以阻止疾病发展到中风阶段，这是中医非常宝贵的"不治已病治未病"的思想，也是养生学的精华。要有为健康投资的意识。现代人大部分是有病了才找医生，检测指标异常时才服药，服药又求速效，指标正常了就停药，这既不符合中医治病养生的法则，又不符合生命的客观规律。在指导病人进行中风预防时，务必要把这个道理讲清楚。多喝白开水，坚持有氧运动、心态平缓、合理膳食、补充药物，持之以恒，才是预防中风的最好途径。

### ▶ 医案3

段某，男，45岁。

1974年8月12日，时值中午，劳累午休之时，潮水公社社员急呼救命，我背上出诊箱火速赶至患者家。段某僵硬仰面于床，呼吸息粗，喉中痰声辘辘，面色红赤，昏迷不醒，体温39.2℃，血压正常，右半身偏瘫，病理反映阳性，脉弦滑，舌质红，苔黄腻。问及患者家人，饮酒动怒所致，已有三个小时，诊断为中风急证，痰热内闭所致。限于当时条件，急针刺十宣放血，留针合谷、足三里、太阳、印堂、似合谷，肌注复方氨基比林2mL，静脉滴注维生素K、硫酸镁、抗生素、甘露醇等止血及降低颅内压药物。余思祖父曾说过："病发72小时以内者，必先投三化汤合安宫牛黄丸，得利停服。"处方：大黄15g（后下）、厚朴10g、枳实10g、羌活10g、芒硝10g（兑服）、犀角30g（磨调）、全蝎6g、三七10g（磨调）、竹沥1匙、生姜汁10mL，鲜地龙30条，清水洗净，加白糖一勺，研化，纱布滤汁。服上方一剂后，拉出黑色大便一大堆，气味腥臭，甚至清醒，口呼"哎呀，头痛"，体温降至37.6℃。服三剂后，神智完全清醒，呼吸匀称，体温36.8℃，大便稀，饮食尚可，一餐可吃一大碗稀粥，但吐词謇涩，右侧肢体不能抬举，头痛，喉中仍有痰声响动，脉弦细滑数，舌质红，苔薄黄。处方：法半夏10g、陈皮10g、枳壳10g、胆南星10g、黄连6g、全蝎6g、僵蚕10g、地龙30g、钩藤20g、竹茹10g、生姜汁10mL、天麻15g、羚羊角3g（磨调）、三七10g（磨调）。服药七剂，患者恢复较好，饮食、二便正常，吐词清晰，仅右侧手脚麻木胀痛，抬举无力，活动局限，舌质淡，苔薄黄，脉弦缓，宜用补阳还五汤调理。处方：黄芪50g、当归6g、赤芍10g、川芎6g、桃仁10g、红花6g、地龙15g、天麻10g、鸡血藤15g、蜈蚣2条、土鳖虫10g、牛膝10g、山楂20g、炙甘草10g、豨莶草15g，三十剂。患者服药调理月余，肢体功能恢复，已能下地劳动。

## 四、中老年糖尿病

糖尿病是体内胰岛素缺乏所导致的疾病，如果胰腺内的胰岛细胞因感染病毒或其他原因受到破坏，完全不能分泌胰岛素，称为1型糖尿病，患者以青少年为多。如果长期饮食失调，摄入过度，胰岛细胞不堪重负，受到损伤后所分泌的胰岛素减少，不能满足糖代谢的需要，称为2型糖尿病，患者多为中老年人，有一定的遗传倾向，但饮食不合理是最主要的原因。近年来，很多医院一开始就给初期糖尿病患者上胰岛素，理论上是让患者的胰脏得到充分休息，确实挽救了很多糖尿病患者的生命，但只能延缓生命，并不能根治糖尿病。对于 1 型糖尿病患者来说，胰岛素是宝贵的救命药，而对于 2 型糖尿病患者来说，初中期只需要用双呱类或腺类药物激发或帮助体内的胰岛素完成糖代谢，只有到了其他药物都失效的情况下，才考虑从体外补充胰岛素。然而现有治疗糖尿病的西药，无论是哪一种都只能在一定程度上控制血糖、尿糖，无法避免糖尿病的并发症。糖尿病的麻烦之处并不在于糖尿病本身，而在于它能引起中风、冠心病、肾病、白内障、肺结核、皮肤瘙痒、神经麻痹、疖疮等一系列并发症。中医治疗糖尿病积累了丰富的经验和大量有效方剂，主要是从中焦脾胃论治和从下焦肝肾论治，不仅能够降血糖，更重要的是能有效地控制和治疗并发症。我在数十年临床观察中发现糖尿病可分为五个类型：①气阴两虚型；②阴虚火旺型；③阴阳两虚型；④气血血瘀型；⑤燥热入血型。其中以气阴两虚型为最多，患者多表现为多饮、多食、多尿、乏力、消瘦、抵抗力弱、易患外感、舌红无苔、脉细微等症状。祝谌予先生认为糖尿病以气阴两虚型最为多见，当益气养阴兼活血，自创降糖对药方：黄芪 30g、生地 30g、苍术 15g、玄参 30g、葛根 15g、丹参 30g。药理研究证明降糖对药方中的六味药，均为降糖药物。黄芪配生地降尿糖，黄芪补中、益气、升阳、固腠理，与生地滋阴、固肾精协同作用，防止饮食精微漏泄，使尿糖转为阴性。苍术配玄参降血糖。许多人认为治糖尿病不宜用辛燥之苍术，而施今墨先生云"用苍术治糖尿病以其有敛脾精的作用"。苍术虽燥，但伍玄参之润，可制其短而展其长。上述两个对药中黄芪益气，生地滋阴，黄芪、苍术补脾健脾，生地、玄参滋阴养肾，从先天、后天两方面扶正培本，对于降血糖、降尿糖确有卓效。葛根、丹参生津止渴、活血化瘀。自古以来，有关消渴病或糖尿病诸文献中，未见有活血化瘀治疗糖尿病的报道。但在临床中，糖尿病合并血管病变者不少，血液流变学研究发现，糖尿病患者血液黏稠度多有增高，气阴两虚型糖尿病患者常可见到舌质紫暗，舌上瘀点、瘀斑，舌下静脉怒张等血瘀现象。故而加用葛根升腾脾胃清阳之气，生津止渴、扩张血管，加用丹参活血化瘀使气血流畅。实践证明，加用活血药后，疗效增强了，药理研究也证明葛根、丹参都有降血糖的作用。

从我的临床经验来看，目前临床用于降糖的多种西药，大部分是有效的，只是控制糖尿病并发症的效果尚不理想。基于这种考虑，我在临床治疗糖尿病时，重点不放在降糖上，而是放在调整和改善中老年人的内脏功能与控制并发症的产生这两方面。通过调理脾肾，益气养阴、活血通络，组方益气养阴活络促胰汤，补充治疗西药在控制糖尿病并发症方面的不足，充分体现了中医"治未病"的优势，数十年来治疗2型糖尿病达上百例，大部分能取得满意疗效。有的患者服西药多年，能够控制血糖、尿糖，但出现诸多并发症，加服本方后，并发症减轻或消失。有的患者用西药已经不能控制血糖、尿糖，加服本方后，达到了降糖的效果。几乎所有的患者，服用本方后都感到症状减轻，精神好转，免疫力增强。但是使用这首方必须要了解以下几点：一是要根据患者的不同情况精心辨证，以确定方中药物剂量的比例和药物的加减；二是减少或停用西药时，一定要慎重，要循序渐进，否则容易出现反弹；三是本方不是所有的糖尿病都能治疗，例如属于阴虚型的疗效就不好，当出现严重并发症时，如果是糖尿病肾炎就须另外用方；四是治疗糖尿病当遵循联合国卫生组织提出的"四驾马车"原则，即了解糖尿病知识、合理饮食、适当运动和药物治疗，不要单纯依赖药物，更不要轻信某些药品或保健品宣传的"不必终生服药，不必控制饮食"的谎言。

益气养阴活络促胰汤：黄芪30g、葛根30g、生地20g、玄参20g、苍术15g、丹参15g、石斛30g、豨莶草30g、天花粉15g、枸杞15g、僵蚕10g、淮山药20g、山茱萸10g、川牛膝15g。

加减：口苦、舌红、苔黄腻加黄连10g，口渴喜冷饮加石膏20g、知母10g，大便秘结加大黄10g，皮肤瘙痒加苦参、白藓皮各10g，视力明显减退加菟丝子15g、车前仁15g、五味子10g、楮实子10g，有冠心病倾向加西洋参6g、三七10g，糖尿病导致阳痿可加海马、蜈蚣。

糖尿病在《黄帝内经》中被称为"消瘅"，《黄帝内经·素问》曰："此人必数食甘美而肥也，肥者令人内热，甘者令人中满，故其上溢，转为消渴。"认识到此病与饮食过于甘美和肥腻有关。《金匮要略》列有消渴专篇，其中的金匮肾气丸、人参白虎汤在治疗糖尿病上至今仍卓有疗效。唐代孙思邈极早就提出了饮食控制重于药物治疗的观点，他说："能慎此者，虽不服药而自可无它，不知此者，纵有金丹亦不可救，深思慎之！"告诫患有消渴病"百日以上，必备痈药"，了解到疖疮是糖尿病的并发症。金代刘完素在《三消论》中说"消渴者，多变聋、盲、疮、藓、痤、痱之类"，对糖尿病的并发症已有了相当全面的认识。近年来，随着科学技术的进步，人们发现石斛不仅有显著的降糖作用，还能降低血胆固醇和甘油三酯，提高高密度脂蛋白胆固醇水平，可用以防治心脑血管病。僵蚕降血糖、降血脂、抗过敏。天花粉是治疗消渴病的传统药，可缓解糖尿病"三多"症状，同时还具有治疗疥疮的卓效。治疗皮肤病的仙方活命饮即以天花粉清热排脓散结，用之可以防治糖尿病可能出现皮肤疥疮一类的并发症。枸杞在《神农本草》中被列为上品，谓其"久服轻身延年"，确有降脂减肥的作用，还能补肝肾而明目，配石斛、苍术可以防治糖尿病引起视力损伤的并发症。豨莶草祛风湿、通经络，现代药理研究发现其还有降压、软化血管的作用，古代医家做为单味药治疗风湿疼痛麻木、中风后遗症，并用以延年益寿，是一味扶正与祛邪两相兼顾的药。川牛膝补肝肾、活血通络、祛湿除痹，与方中丹参、葛根、豨莶草等活血药配合，治疗糖尿病引起的中风、冠心病、足神经病变。山茱萸补肝肾、生津止渴，可以改善糖尿病引起的自主神经失调而出汗的症状，同时又能抗过敏，与方中生地、黄芪、僵蚕配合，可有效治疗皮肤瘙痒。益气养阴活络促胰汤在充分吸取施、祝两位大师的经验，结合现代药理研究的基础上，根据多年的临床实践而成，在糖尿病的防治上有很好的疗效，对修复胰岛细胞、分泌胰岛素有很大的促进作用。

▶ **医案 4**

王某，女，45 岁，新化县人，1992 年 4 月 21 日初诊。

患者得糖尿病七年，用西药能控制血糖。近年来，发现双下肢麻木、失眠、心悸，来院求诊，症见患者脸色㿠白，口干渴，小便清长，日夜十余次，有泡沫，肢软乏力，头晕，双下肢麻木，呈手套样感觉，心悸，失眠，肌肉消瘦，脉弦细数，舌红无苔，舌下络脉青紫，血糖21.4，尿糖30。病属消渴，气阴两虚型，糖尿病合并周围神经炎。处方：黄芪30g、葛根20g、生地20g、玄参15g、苍术15g、丹参15g、枸杞15g、山茱萸10g、天花粉15g、石斛20g、牛膝15g、豨莶草20g、僵蚕10g、淮山药15g。服方二十剂。嘱其以前吃的双胍类降糖药继服。

1992年5月15日二诊，患者精神好转，已能入睡，口不渴，小便次数七次左右且泡沫消失，双下肢已不麻木，脉缓滑，舌质淡红而润。检查血糖10.8，效不更方，拟原方继服三十剂，西药降糖药减量，一日一次。嘱其特别注意饮食，忌甜食、稀米粥，按糖尿病食疗方进食，即1斤蔬菜、2两瘦肉、1个鸡蛋、6两米饭、半个苹果、3颗枣、1两黄豆，煮熟打成汁，吃一天。另外，每隔15天用莲子1两、芡实1两、石榴皮1两、大黑枣5个、瘦肉2两，加水用泥瓦锅煎一个小时，煎两次合并，渣水同服。患者以原方连服三个月，血糖5.8，尿糖阴性，精神正常，工作正常。

## 五、老年脑病

老年脑病包括脑萎缩、老年痴呆、震颤性麻痹等。人到老年，脑力减退、记忆力下降、思维迟钝、睡眠减少，大多是一种自然现象，属于功能性毛病。一旦出现脑萎缩、老年痴呆、震颤性麻痹，则是脑部器质性改变，多因脑细胞减少、变性、坏死所致。中医从整体来分析，三者的病机有相同之处，肝肾不足、虚风上扰、心肾不交、肾水不济、心火不降，故而出现头晕、心烦、失眠、多梦、记忆力衰退、震颤等各种症状，日久必夹痰夹瘀，痰瘀阻塞脑窍，则出现智力减退、表情呆板呈面具脸、不辨亲疏、行为怪异、语言重复等症状，最终形成一种虚实夹杂、寒热错杂的复杂局面。肾虚夹痰夹瘀是本病的主要病机，治疗上须补肾、健脑、通窍、益气、活血、化瘀、消痰、熄风等多方面结合，全面考虑，长期服药，才能取得稳定的疗效。从我的临床经验来看，老年脑病是一种严重的脑部退行性疾病。脑部语言中枢障碍、运动神经障碍，故而舌强不能言、足废不能行，这是脑部退行性病变的特有症状，根据"肾主骨、生髓，通于脑""脑为髓海"，补肾即是健脑的理论依据，只要掌握好补肾、健脑、活血、化痰、熄风、通窍等几个重要环节，中医药的治疗是有效的。刘完素在《黄帝素问宣明论方》中提出用地黄饮子治疗"喑痱证"，即舌强不能言、足废不能行，显然这是一种脑部退行性病变，而并非脑血管意外，脑血管意外，无论是脑出血还是脑血栓形成，所出现的肢体运动障碍为半身不遂即偏瘫，一边的手足失去运动功能。而脑部退行性病变所出现的肢体运动障碍，是双足行走困难或者无力，或者走不稳，或者走不成直线，并有语言障碍。更何况脑血管意外，一般发病急促，而脑部退行性病变发病缓慢，二者不难区别。地黄饮子以熟地、山茱萸滋肾阴，以肉苁蓉、巴戟天温肾阳，为君药；以麦冬、石斛、五味子滋阴敛液，以肉桂、附子温养真元、摄纳浮阳，使阴阳相配，为臣药；以远志、石菖蒲、茯苓交通心肾、开窍化痰，为使药。综观全方，上下并治，标本兼顾，而以治下、治本为主，诸药合用，可滋肾阴、补肾阳、化痰开窍，使水火既济，痰浊得除，则喑痱可愈。据我所知，大约只有这一首方是基本符合老年脑部退行性病变的方剂，但是在补肾健脑、活血化痰、熄风通窍方面仍可进一步加强。我常于原方中加胆南星、法半夏、陈皮以化痰开窍，或加丹参、郁金、三七以活血通络，或加天麻、全蝎、蜈蚣以熄风止痉，用之治疗脑萎缩、帕金森病、老年性痴呆，常有一定疗效，但须制丸剂巩固疗效。

老年性脑病，虽然是一种严重的脑部退行性病变，从西医的角度来说，至今机理不明，更缺少有效的药物，但只要掌握好补肾、健脑、活血、化瘀、化痰、熄风、开窍等几个重要环节，中医治疗是有效的。李可先生创制的"培元固本散"由红参、鹿茸、紫河车、三七、琥珀、全蝎、蜈蚣、羚羊角、麝香、朱砂、熊胆等组成，具有添精益髓之功，各类脑系疾患、老年退化性脑萎缩导致之痴呆，服药百日以上，即见明显疗效，这类药物可进入血脑屏障，有醒脑开窍、振奋中枢神经的强大作用。

## 六、其他老年性疾病

### 1. 皮肤瘙痒

老年性皮肤瘙痒，在秋冬气候干燥的季节特别容易发生。中医把皮肤瘙痒的病症大多归属于"风"，因为"风性善行而数变"，皮肤瘙痒往往痒无定处，时好时发，符合风的特点。风有两种，一种是外风，即外来之风，有的人每当天气变化的时候或者一遇冷空气，皮肤即起疙瘩而瘙痒，西医称为荨麻疹或皮肤过敏，中医当作外风治疗。一种是内风，即内在因素而生的风，老年性皮肤瘙痒，中医一般归结于"血虚生风""血热生风"，与老年人阴血虚、津液不足有关，这两者不能截然分开，血虚、血热引起的皮肤瘙痒的特点是：遇热即痒，夜间比白天痒，越搔越痒，搔之起小红点或一条条血痕，不出水也不起大疙瘩。

血虚之人舌淡头晕、面色㿠白、脉细弱，宜用《医宗金鉴》中的当归饮子加味：生地15g、当归10g、川芎6g、赤芍15g、牡丹皮10g、黄芪15g、七厘15g、何首乌15g、荆芥10g、防风10g、甘草6g。本方是在养血名方四物汤的基础上，加何首乌养肝肾之阴，加牡丹皮活血通络，加黄芪益气润肌肤，加荆芥、防风、七厘祛风止痒，加甘草和中。中医有句名言："治风先治血，血行风自灭。"本方即以养血、活血为主要治疗宗旨，但血不能骤生，故服用时间要长一些，如瘙痒时间过久皮肤上留有黯红色印痕，加红花6g、桃仁10g，头晕甚者加天麻15g、鸡血藤15g。

血热之人常面色红润、怕热或手足心热、舌质红、脉细数，宜用牛角地黄汤加味：生地15g、赤芍15g、牡丹皮10g、牛角30g、蒺藜15g、白鲜皮10g、紫草10g、荆芥10g、苦参10g、蝉蜕6g、浮萍6g、甘草6g。本方凉血清热、祛风止痒、利湿，偏血热者适合使用，若老年妇女阴痒加地肤子15g、贯众15g。

从我的临床经验来看，外风引起的皮肤瘙痒多遇风而起，来得急消得快，风疹疙瘩大而很少联结成片，属风寒证者居多。内风引起的皮肤瘙痒多遇热而起，晚上尤剧，风疹疙瘩小而连成片，有时搔之只有条状印痕，皮肤比较干燥，属热证者居多。血虚者搔之印痕如血状鲜红醒目。患病期间要注意饮食禁忌，不吃狗肉、羊肉、鲫鱼、鲤鱼、竹笋、虾蟹、辣椒、黄花菜、葱蒜等发物，不要喝酒，要注意检查血糖，防止隐匿性糖尿病。有条件的病人冬天可用龟胶 10g、阿胶 10g、鹿胶 5g，蒸化分 10 天服，每天 2.5g，这三种胶有很好的润肤止痒作用，有提高免疫功能的作用，但尿酸高、血脂高、胃纳差的病人不适用。

### 2. 手足麻木

手足麻木是许多疾病过程中出现的症状之一，例如风湿病、类风湿关节炎、糖尿病、甲状腺机能减退、急性周围神经炎、颈椎病等都可能出现手足麻木的现象。宋代的《太平圣惠方》说："凡人未中风时，一两月前，或三五个月前，非时，足胫上忽发酸重顽痹，良久方解，此乃将中风之候也。"金元时期的《素问病机气宜保命集》说："故中风者，俱有先兆之征，凡人如觉大拇指或次指麻木不仁，及手足不用，或肌肉蠕动者，三年内必有大风之至。"古人这些精确的观察，对于预防中风有很大的警示作用。

中医一般认为气虚则麻，血虚则木，而严重的麻木则归结于经络中有顽痰死血，治疗时须益气活血、化痰通络，标本兼顾方能收到预期效果，临床常用补阳还五汤加味。处方：黄芪 30g、当归 10g、桂枝 6g、赤芍 15g、川芎 6g、桃仁 10g、红花 6g、地龙 15g、白芥子 10g、丹参 15g、鸡血藤 15g、豨莶草 15g、炙甘草 10g。方中黄芪、炙甘草益气，当归、丹参、川芎、赤芍、桃仁、红花养血活血，白芥子化痰，地龙、鸡血藤、豨莶草通络，桂枝温经，增强血液流动。诸药合用，共奏益气活血、化痰通络之功，对于颈椎病、高血压、周围神经炎引起的手足麻木适当加减，均有一定疗效。

### 3. 腿脚无力

人的衰老往往从腿脚开始，老年人一旦腿脚无力，行走困难，运动量减少则开始机能减退，生活质量下降。大多数人认为这是一种自然现象，其实是可以预防的。古代有一种叫脚气的慢性疾病，患者逐渐腿脚无力，或者干瘦或者浮肿，乃至脚气冲心而死亡，困扰了人类上千年，直到二十世纪头几年才知道是缺乏营养所致，主要是缺乏维生素 $B_1$。这种病现在已经很少了，但如果老年人营养不均衡或吸收障碍，还是有可能产生的。缺钙也是老年人腿脚无力、脚转筋的原因之一，很多人选择了药物补钙，但有的人效果不好，钙吸收不进去。其他如糖尿病、老年痴呆、小脑共济失调、脑萎缩等病都有可能出现腿脚无力的症状，需要有针对性地具体治疗。

中医认为腿脚无力分为下焦湿热与肝肾精血亏虚两种类型。属于湿热的多半舌苔黄腻、小便偏黄、肌肉酸痛，宜用四妙散加减。处方：苍术 10g、黄柏 10g、薏苡仁 15g、木瓜 6g、牛膝 15g、豨莶草 15g、威灵仙 10g、防己 10g、独活 6、秦艽 10g、刺五加 15g、当归 10g、石斛 15g。方中四妙散即苍术、黄柏、薏苡仁、木瓜，治疗下焦湿热；豨莶草、威灵仙、刺五加是古代常用于老年人风湿疼痛、腿脚无力的药，既能舒筋活络，又可延年益寿；石斛养阴益胃，以防清热、燥热药物苦寒伤胃；当归、牛膝、秦艽养血滋阴；防己、独活引药下行，以利湿祛风。属于肝肾精血亏虚的多半舌淡苔少、腰膝酸软、小便清长，宜用《张氏医通》中的金刚丸加减。处方：肉苁蓉 15g、巴戟天 15g、杜仲 15g、菟丝子 15g、山茱萸 10g、红参 5g、淮山药 15g、鹿胶 15g、龟胶 15g、草薢 10g、紫河车 10g、豨莶草 15g、刺五加 15g、海马 6g。制丸缓图，每天 2 次，每次 10g。老年人查不到具体原因，逐渐腿脚无力、小便清长，表现为肾阳虚的，均可服用。

### 4. 夜尿频数

老年人夜尿频数，大部分与肾气不固有关，这中间可分为肾阳虚、肾阴虚两种情况。

阳虚者，夜尿次数多而色白清长，形寒怕冷，舌淡胖，口不渴，宜右归丸加味。处方：熟地 15g、淮山药 15g、山茱萸 10g、枸杞 15g、菟丝子 15g、杜仲 15g、肉桂 3g、附片 6g、益智仁 15g、桑螵蛸 15g、鹿胶 10g、何首乌 10g、当归 10g。右归丸出自《景岳全书》，主治"元阳不足，或先天禀衰，或劳伤过度，以致命门火衰，不能生土，而为脾胃虚寒"或"寒在下焦而水邪浮肿"或"阳衰无子"等证，但其总的病机为"元阳不足"，故本方立法"益火之源，以培右肾之元阳"。培补肾中元阳，必须"阴中求阳"，即在培补肾阳中配伍滋阴填精之品，方可具有培补元阳之效。方中桂附及血肉有情的鹿胶，均属培补肾阳、填精补髓之品；熟地、山茱萸、淮山药、菟丝子、枸杞、杜仲均为滋阴益肾、养肝补脾而设；加当归养血补肝；加缩泉丸温肾纳气、暖脾摄精、固涩缩尿；加桑螵蛸补肾益精、缩尿止遗。该方使肾司闭藏之职，则两脏各守其职，而遗尿可寥。

阴虚者，夜尿次数多而色黄短少，咽干口苦，容易上火，宜服麦味地黄汤加味。处方：熟地 15g、淮山药 15g、山茱萸 10g、茯神 15g、麦冬 15g、五味子 6g、益智仁 10g、桑螵蛸 15g、芡实 15g、黄柏 10g、龟板 10g、何首乌 10g。本方即麦味地黄丸去泽泻加缩泉丸、大补阴丸，加桑螵蛸、芡实组成。麦味地黄丸原名八仙长寿丸，在滋养五脏之阴的基础上，去掉渗利的泽泻，加缩泉丸温脾暖身、固气摄津、缩尿摄涎，加大补阴丸滋阴降火。朱丹溪认为，"阴常不足，阳常有余，宜常养其阴，阴与阳齐，则水能制火"，故以熟地、龟板滋补真阴，潜阳制火；黄柏苦寒泻相火以坚真阴，两相配伍，以收培本清源之效；加桑螵蛸以收缩小便，补肾固脬。本方对于五脏阴虚、小便多、涎唾多、咽干口渴的老年人是合适的。另外用金樱子 1 000g，加水 2 000g，用高压锅煎煮两次，每次半小时，取汁浓缩至 500g 左右，加蜂蜜 500g 冷却后收瓶，放冰箱冷藏，每天 2 次，早晚各一次，每次一匙，可服一个月，方中也可加芡实 500g，名为水陆二仙膏，是益肾固精止遗的名膏。

### 5. 大便秘结

大便秘结是许多老年人的一大烦恼。西医认为，其主要原因是老年人肠胃蠕动能力减弱，肠道水分减少，主张养成定时排便的习惯，多吃粗纤维食物，多运动，这些措施固然重要，但很多老年人仍然不能解决"大便难"的问题。

中医认为，脾主升清，胃主降浊，肾为水脏，又为胃之关，一旦升降失常，水亏火旺，肠燥津枯，就会引起大便秘结。成无己曰："约者，结约之约，又约束之约也。……今胃强脾弱，约束津液，不得四布，但输膀胱，致小便数而大便硬，故曰其脾为约。"《黄帝内经》曰："饮入于胃，游溢精气，上输于脾，脾气散津，上归于肺，通调水道，下输膀胱，水津四布，五经并行，是脾主为胃行津者也。"脾弱胃强是大便秘结的基本病机，但其中又有虚秘、实秘、气秘、冷秘、热秘、痰秘的不同，精确的辨证论治非常重要。有的老年人一见便秘就用番泻叶、大黄、黄连上清丸等药，以通为快，时间一长，往往失效，甚至对身体造成伤害。因此，必须弄清寒、热、虚、实，才能有的放矢地用药。

实秘者，身体壮实、精神尚佳、胃口甚好，别无他病，宜用成药麻子仁丸。

虚秘者，素体脾虚气弱、饮食减少、倦怠乏力，大便时往往气喘吁吁、全身出汗，而所解大便并不硬结，甚至稀溏，解之不净，宜用补中益气丸加蜂蜜、麻油，益气润肠通便。处方：黄芪20g、当归10g、党参15g、炙甘草10g、升麻6g、柴胡6g、陈皮6g、白术10g、麻仁15g、肉苁蓉15g、桔梗10g、百合15g、蜂蜜1匙、麻油2mL。

对于大便秘结，我的科研方通幽结肠丸在医院临床实践数百例患者，均取得较好疗效，于二十世纪九十年代曾获娄底市科学技术进步二等奖。方药组成：当归10g、川芎6g、桃仁10g、红花6g、生地20g、熟地20g、枳壳10g、大黄10g、党参15g、升麻6g。研末成丸，淡盐水送服，每次10g，每日2次。

从多年的临床经验来看，老年习惯性便秘有时极其顽固难治，最好的办法是自我保健。首先是按摩腹部，以双手掌心对脐中，由左至右按摩五十次，再由右至左按摩五十次，以帮助结肠的蠕动。其次是走路，坚持每天步行4公里，这也有助于肠的蠕动。最后是每天喝阴阳水1 000mL，多吃粗纤维食物，如蔬菜、水果、红薯，不要长期依赖药物。只要长年坚持，不仅能保持大便通畅，而且可以达到防病治病、延年益寿的作用。

# 中药煎煮篇

中药煎煮质量的好坏直接影响药物的疗效，我国历代名医都十分重视中药煎煮方法。李时珍说："凡服汤药，虽品物专精，修治如法，而煎药者，鲁莽造次，水火不良，火候失度，则药亦无功。"这说明中药煎煮质量的好坏直接影响中药药效的发挥。

## 一、煎药器皿

最好用陶瓷器皿，如砂锅、砂罐。因其化学性质稳定，不易与药物成分发生化学反应，并且导热均匀，保暖性能好。其次可用白色搪瓷器皿或不锈钢锅。煎药器皿切忌用铁、铜、铝等金属器具。因这些金属元素易与药液中的化学成分发生化学反应，致使疗效降低，甚至还可产生毒副作用。

## 二、煎药用水

煎药用水以无污染的井水、长流水为好，现在城市里，则多以自来水为主。一般来说，凡人们在生活上可以饮用的水都可用来煎煮中药。但必须是无异味、洁净澄清，含矿物质及杂质少的水。加水多少也是煎药的重要一环。加水量，原则上应根据饮片质地疏密、吸水性能及煎煮时间长短来确定。一般用水量为将饮片适当加压后，液面淹没过饮片约 2 厘米为宜。质地坚硬、黏稠，或需久煎的药物，加水量可比一般药物略多；而质地疏松，或有效成分容易挥发，煎煮时间较短的药物，则加水量可比一般药物略少。为了有利于有效成分的充分溶出，缩短煎煮时间，避免因煎煮时间过长，导致部分有效成分耗损、破坏过多，煎煮之前多数药物宜用冷水浸泡，一般药物可浸泡 20 ~ 30 分钟，以种子、果实为主的药可浸泡一个小时。夏天气温高，浸泡时间不宜过长，以免腐败变质。

## 三、煎药火候

在药液未沸前宜用武火（大火），沸后改用文火（小火）。煎药温度的高低，中医称为"火候"，一般习惯上称为"文火"或"武火"。所谓文火，就是弱火，温度上升缓慢，水分蒸发较慢。所谓武火，就是强火，温度上升快，水分蒸发得也快。如煎药时火候过强，水分蒸发快，会影响有效成分的溶出，也容易糊锅。反之，火候弱，煎煮的药效果就差。一般是在未沸腾前用武火，至煮沸后再改用文火，保持在微沸状态，可减慢水分的蒸发，这样有利于有效成分的煎出。

## 四、煎药时长

不同药物所需时间各不相同：

（1）一般药物，头煎煮沸后再煎 20～30 分钟，二煎煮沸后再煎 15～20 分钟。

（2）质地较轻或含芳香性成分较多的药物，如解表、芳香化湿、行气类药物，煎煮时间应适当缩短，头煎煮沸后再煎 10～15 分钟，二煎煮沸后再煎 5～10 分钟即可。

（3）补虚药、矿物药及根茎类等质地厚重坚实、不易挥发的药物，则应延长煎煮时间。头煎煮沸后再煎 40～50 分钟；二煎、三煎，乃至四煎，煮沸后再煎 30～40 分钟即可。煎煮时间均以药液煮沸后计算。

## 五、特殊煎法

"后下"：一般在中药汤剂煎好前 5～10 分钟入煎即可。

"包煎"：

（1）天花粉类药物，细小种子果实类药物；药物细粉，如蒲黄、葶苈子、黛蛤散等均应包煎。

（2）含淀粉较多的药物，如浮小麦、车前子等在煎煮过程中易焦化，也需包煎。

（3）附绒毛类药物，包煎可避免绒毛脱落，混入汤液中刺激咽喉，引起咳嗽等不适症状，常见药物如旋覆花、枇杷叶等。

"烊化"：一些胶类或糖类药物，如阿胶、龟板胶、鹿角胶、饴糖等，宜加适量开水溶化后冲入汤液或加入汤液中烊化服用。

"另煎"：一些贵重中药，如人参、西洋参、鹿茸、冬虫夏草等。为避免浪费，可以单独煎煮取汁液，兑入煎好的汤剂中服用。

"冲服"：一些难溶于水的药物，如牛黄、三七粉、羚羊角粉、朱砂、硇砂等，宜研成细末后用汤剂冲服。鲜药，如鲜竹沥汁、鲜生地、鲜芦根等，按医嘱取汁冲服。

煎好的药液最好立即滤出，每剂约 50～200mL，混合后分次服用。如果药液太多，可将混合的药液大火浓缩后再服用。最好当天煎制，当天用完。如果是代煎的真空包装汤剂，根据代煎真空包装的提示，冰箱冷藏，尽快服用完毕。

## 六、服药方法

（1）服药的温度：根据病情需要。

温服：汤剂大多需温服。特别是一些对胃肠道有刺激作用的药物。

冷服：即将煎好的中药汤剂放凉后服用。一般来说，寒剂宜冷服，适用于热证。

热服：将煎好的中药汤剂趁热服下。一般而言，热剂宜热服，适用于寒证。比如外感风寒时一定要热服，服后盖好衣被，吃热粥，助出汗，这样才能更好地发挥药效。

（2）服药的剂量。具体根据医嘱、病情需要，有的是分服（分次服用），有的是顿服（一次性服用）。

## 七、服药时间

汤剂一般每天一剂，分早晚两次服用。

至于饭前服还是饭后服则主要取决于病变部位和性质：一般来讲，病在胸膈以上的（心、肺），如咽痛、感冒、头痛、眩晕等应在饭后服用；病在胸腹以下的，如胃、肝、肾等疾患，则要饭前服用，某些对胃肠有刺激的药物要在饭后服用，滋补药要空腹服用，安神催眠药应在睡前服用，特殊方剂应遵医嘱。

## 八、服药禁忌

### 1. 辛辣类

在喝中药的时候，一定要注意避免辛辣食物，此类食物多辛热，有通阳健胃之功效，若过多食用则易生痰动火，散气耗血，故该类饮食仅适合寒证疾病者，而不适合阴虚阳亢之体及血证、温病、痔瘘、痈疖患者等。此类食物包括葱、蒜、韭菜、生姜、酒、辣椒等。例如辣椒性热，有发热、便秘、尿短赤、口干渴、唇燥、咽喉肿痛、鼻衄、舌质红等热象者食用，必然会加重上火症状，从而抵消清热凉血及滋阴药物的功效，故热证病人就诊中医不可同食辣椒。

### 2. 鱼腥类

鱼腥类食物也需要注意避免食用，不然有可能会影响身体健康，此类食物多为咸寒而腥之品，且含有异性蛋白，易引起过敏反应，多食易伤脾胃并诱发疾病，故脾胃有病者不宜多吃，尤其是过敏体质者更不可食之。此类食物有黄鱼、鲤鱼、带鱼、蚌肉、虾、螃蟹等，而鲤鱼、沙丁鱼、鲇鱼、黄鱼、螃蟹、黄泥螺最易引起过敏。鱼腥类食物亦属发物。

### 3. 发物类

发物类食物一般会促使疾病恶化，所以我们在吃中药的时候最好也不要吃发物类食物，此类食物均为动风、生痰、助火之品。此类食物有蘑菇、香蕈、笋、芥菜、南瓜、公鸡肉、猪头肉、母猪肉等。疾病不同，其"发"亦有异。如肝阳上亢、肝风内动患者当禁吃公鸡肉、猪头肉；疔、疖、疮、痈等皮肤病患者，当禁吃香蕈、蘑菇、笋、公鸡肉、猪头肉、母猪肉，否则会加速红肿、生脓；肠胃病患者当禁吃南瓜，因南瓜含有糖分，多吃会产生较多的酸，对胃肠有刺激。鉴于此，"发"者，在很大程度上可以说有促使疾病恶化之意。

### 4. 生冷类

吃中药的时候，我们一定要注意不要吃生冷类食物，不然会影响身体健康，此类食物性多寒凉，主要作用为清热解渴，故适合热证疾病，但易影响胃肠功能，因此虚寒体质者及胃肠病患者，当禁忌。例如白萝卜性寒，具有消食、化痰、理气之功效，若体质虚寒及胃肠病患者食之，岂不寒上加寒，胃肠功能更差？另外，在同时服用人参和其他滋补药时，由于药性相恶，可降低或消除补药之效力，故萝卜与人参不宜同服。

### 5. 油腻类

油腻类食物我们也需要注意，最好不要吃，不宜消化，有损脾胃，此类食物包括动物的油脂及油煎、油炸的硬固食物。油腻有损脾胃健运，故凡外感疾病、黄疸、泄泻者当禁忌。油煎、油炸之食物质硬、燥热，不易消化，胃肠有病及上火者忌食。

# 参考文献

［1］ 彭坚. 我是铁杆中医：彭坚学术观点与临床心得集. 北京：人民卫生出版社，2007.

［2］ 黄帝内经：影印本. 北京：人民卫生出版社，2013.

［3］ 北京中医学院中药方剂教研组. 汤头歌诀白话解. 北京：人民卫生出版社，1972.

［4］ 张仲景. 伤寒论. 钱超尘，郝万山，整理. 北京：人民卫生出版社，2005.

［5］ 陈士铎. 精校本草新编. 王景，整理. 北京：人民军医出版社，2013.

［6］ 吴谦，等. 医宗金鉴. 北京：人民卫生出版社，1982.

［7］ 张仲景. 金匮要略. 何若苹，整理. 北京：人民卫生出版社，2005.

［8］ 吴瑭. 温病条辨：2版. 北京：中国医药科技出版社，2017.

［9］ 胡光慈. 中医内科杂病证治新义. 成都：四川人民出版

社，1958.

[10] 王清任. 医林改错. 李天德，张学文，整理. 北京：人民卫生出版社，2005.

[11] 李东垣. 兰室秘藏. 文魁，丁国华，整理. 北京：人民卫生出版社，2007.

[12] 太平惠民和剂局. 太平惠民和剂局方. 刘景源，整理. 北京：人民卫生出版社，2007.

[13] 张景岳. 景岳全书. 李玉清，等，校注. 北京：中国医药科技出版社，2011.

[14] 苏礼. 千金方医方辞典. 北京：人民卫生出版社，2006.

[15] 陈士铎. 辨证奇闻. 北京：中国中医药出版社，2004.

# 后 记

近年来，越来越多的人认识到了中医药的重要性和科学性，尤其在此次新冠肺炎疫情阻击战中，中医药发挥了显著功效，参与面之广、参与度之深、受关注程度之高，是中华人民共和国成立以来前所未有的。

实践证明，中医这个老祖宗留下来的宝贵财富屡经考验，历久弥新，值得珍惜，它依然好使、管用，并且经济易行。因此，中医振兴发展迎来天时、地利、人和的大好时机，继承发扬中医刻不容缓。目前，中医队伍中不乏教授、博导，但最缺乏的是真正能够用中医药的临床医生。学好中医，标准是将来如何做一个好的中医临床医师，而不是空谈学问，即所谓"能杀得猪死的是屠户，能诊得病好的是郎中"。朱良春先生说得好："中医之生命在学术，学术之根本在临床，临床水平之高低在疗效。故临床疗效是迄今为止一切医学的核心问题，也是中医学强大生命力之所在。"中医有大量的临床经验需要去继承，这是最宝贵的财富，应当多读贴近临床的著作，不必把时间花在彻底弄懂中医理论上。我敢断言：脱离了中医临床实践，越想弄透中医理论，越会陷入"不可知论"的玄学迷宫。

实践比理论更重要，西方有句名言"理论是灰色的，生命之树常青"。这句话无论对哪个学科来说都是真理，对中医来说，不但切中肯綮，而且还有一层新的含义。中医的理论是灰色的，混混沌沌、模模糊糊，理论所指的大方向是对的，细节上却不能精确定量，在原则上有高度的指导意义，在运用时要灵活处理。在这种"模糊"理论指导下的中医临床疗效却是杰出的，中医就是凭借其卓越疗效，在现代社会仍然立于不败之地。为什么中医的生命之树常青？是因为它有卓越的临床疗效，同时也取决于它的理论是灰色的。因为这种灰色的理论，恰恰是研究复杂科学的有效方法。

中医的特点有两个：一是有独到的方法论；二是有几千年的经验积累。要读懂它的方法论，虽然难但不是很难，不用花太多的时间往里钻，不要钻牛角尖，尤其不要脱离临床空想，要集中精力把经验继承下来，而经验流传最主要的载体就是方剂。古今几十万首方剂要学、要记、要用、要鉴别，很不容易，需长期下扎实的功夫，而且是一辈子的功夫。所谓"学到老、用到老，还有三样没学到"。要一辈子读书，一辈子临床，坚持不懈，因此学中医并无捷径可走，但是有诀窍可寻。中医诊断疾病全靠望、闻、问、切，在临证看病时，一定要聚精会神，细心收集病人体内发出的信息，认真揣摩外在因素对患者机体的影响，这样才能"认证无差"，遣方用药时一定要尽量吸取古今名方成功的经验，不能胸无点墨，随意凑方，单凭自己的经验用事。平时要多读书、多积累，治病后要多思考、多总结，带着一个充满信息的、有准备的头脑上临床。同时要掌握一些食疗、食补、养生保健的方法，引导患者积极配合，这样才能取得满意疗效。学好中医掌握临床诀窍是一方面，更重要的是要树立高尚的医德。医生是一种高风险职业，特别是中医临床医生，风险比西医大，因为疾病的诊断治疗全由一人经手承担，患者的生死安危全系医者一念之间。唐代孙思邈说："胆欲大而心欲小，智欲圆而行欲方。"为了救人于危难，在遣方用药时既要有敢于担风险、治大病的勇气，又必须小心谨慎、考虑周全。孙思邈告诫医者"人命至贵，有贵千金；一方济之，德逾于此"，医生要把救治病人看作一种使命，作为一种人生的追求，把献身中医事业看得比名利更重要，以自己的情操和终生不懈的敬业精神，紧紧守住人类良知和社会文明这条底线，不辜负患者的期盼。

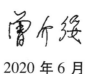

2020 年 6 月

作者手稿一

作者手稿二

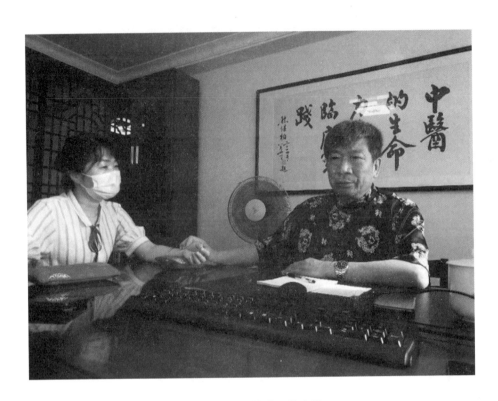

作者与女儿（协编）曾赛岚